はじめに

2023年2月に初めての愛玩動物看護師国家試験が実施されます。試験範囲は広範囲にわたり、長年動物看護師として活躍された方にとっては、時間の限られたなか、再び学び直さなければならない分野、初めて学ぶ分野があり、ご苦労の多いことと推察いたします。また、予備試験の結果が出て、更なる研鑽を積み重ねている方もいらっしゃることでしょう。そして、予備試験を免除されている方、学生さんは初めての国家試験を前に不安を感じていることでしょう。

そのようななか、本試験直前の最終確認の一つとしてご利用いただきたいのが本書です。本書は愛玩動物看護師カリキュラムを網羅した動物看護コアテキスト第３版に関わった執筆陣、一般社団法人日本動物看護職協会主催の「愛玩動物看護師法附則第２条第１号及び第３条第２項指定講習会」の講師陣に問題を作成いただき、簡潔に解説いたしました。問題の順序は愛玩動物看護師のカリキュラムに則り、分野別になっております。解説には役に立つ情報とともに、「動物看護コアテキスト第３版」第１巻～第６巻の参照ページ（参）を追記いたしました。「試験１カ月前に取り組む問題集」としてご活用いただければ幸いです。

愛玩動物看護師を目指す、すべての方の試験の合格を祈念いたします。

2022年12月

愛玩動物看護師国家試験対策委員会

目　次

愛玩動物看護師国家試験

直前確認 一問一答

ファームプレス

1 基礎動物学

1 生命倫理・動物福祉

Q1
□□□

獣医療における保護法益の対象は、いずれも動物の所有者・飼い主である。

Q2
□□□

動物愛護の考え方は、動物も人も共通の権利をもっていることから、人による動物の一切の利用を認めないというものである。

Q3
□□□

動物福祉の国際的な基準となっている「5 つの自由」の中の「不快からの自由」とは、動物に対して快適な休息場所を含む適切な環境を提供することである。

Q4
□□□

終生飼養とは、飼い主がその命を終えるまで、適正に動物を飼養する責任のことである。

Q5
□□□

動物虐待とは、動物に苦痛を与えるような行為を意図的に行うことであり、飼育放棄は動物虐待にはあたらない。

Q6
□□□

産業動物の福祉に関する取り組みとして、農林水産省は「アニマルウェルフェアの考え方に対応した家畜の飼養管理指針（乳用牛・肉用牛・豚・採卵鶏・肉用鶏・馬）」を策定している。

A1 ×

獣医療において、保護の対象は動物である。また、法益の主体の多くはその所有者・飼い主であるという二重構造になっている。
参 1 巻 P4、6

A2 ×

動物愛護とは、文字どおり動物をかわいがって庇護することを意味する。問の文章に書かれているのは、動物の権利という考え方である。参 1 巻 P8

A3 ○

「5 つの自由」の中の「不快からの自由」は、快適な休息場所といろいろな環境中のストレス要因を避けるための施設を備えた適切な環境が提供されることである。参 1 巻 P10

A4 ×

終生飼養の終生の対象は飼い主ではなく動物であり、動物がその命を終えるまで、適正に飼養することである。参 1 巻 P24

A5 ×

動物虐待には、積極的（意図的）虐待に加えて、飼育放棄や飼育怠慢など、動物に対してやらなければならない行為をやらないネグレクトも含まれる。参 1 巻 P36

A6 ○

農林水産省は、（公社）畜産技術協会に委託して、「アニマルウェルフェアの考え方に対応した家畜の飼養管理指針（乳用牛・肉用牛・豚・採卵鶏・肉用鶏・馬）」をとりまとめている。
参 1 巻 P45

Q7
□□□

イギリスのラッセルとバーチが提唱した「3R の原則」は、削減（Reduction）、代替（Replacement）、責任（Responsibility）の３つの考え方に基づいている。

Q8
□□□

展示動物には、動物園動物、触れ合い動物、販売動物、撮影動物の４種類がある。

Q9
□□□

環境エンリッチメントとは、給餌器に変化をもたせたり、遊具などの物理的刺激や異種動物の鳴き声などの感覚刺激を提供したり、あるいは社会性の動物では同種仲間と群れをつくるなどして、動物が野生下での本来の行動をとれるようにする取り組みのことである。

Q10
□□□

身体障害者補助犬とは、盲導犬、介助犬、聴導犬、災害救助犬を合わせた総称である。

2 動物形態機能学

Q1
□□□

神経細胞はニューロンとも呼ばれ、主に細胞体、樹状突起、軸索という３つの部分に分けられる。

A7 ×

「3R の原則」は、削減（Reduction）、代替（Replacement）、改善（Refinement）の３つの考え方に基づいている。
参 1 巻 P47

A8 ○

「展示動物の飼養及び保管移管に関する基準」では、展示動物として、動物園動物、触れ合い動物、販売動物、撮影動物の４種類が挙げられている。また、同基準の対象となる動物種は、哺乳類、鳥類、魚類または爬虫類に属する動物とされている。
参 1 巻 P50

A9 ○

環境エンリッチメントは、動物の生活環境に、新たに道具や素材を追加したり、変更を加えたりすることで、野生化での本来の行動を引き起こし、それにより動物福祉を向上させるための取り組みのことである。参 1 巻 P53、54

A10 ×

身体障害者補助犬とは、盲導犬、介助犬、聴導犬を合わせた総称であり、災害救助犬は含まれない。参 1 巻 P58

A1 ○

情報は樹状突起で受け取られ、細胞体に運ばれ、軸索を通って次に細胞に伝えられる。参 1 巻 P86

Q2
□□□

神経系は、機能的な分類として脳と脊髄に分けられる中枢神経系と、脳神経と脊髄神経に分けられる末梢神経系がある。

Q3
□□□

特殊感覚には、視覚、聴覚、嗅覚、味覚、皮膚感覚がある。

Q4
□□□

眼の血管膜はぶどう膜とも呼ばれ、強膜、虹彩、毛様体からなる。

Q5
□□□

骨は、水分（25%）、無機質（45%）と有機質（30%）からできており、骨の硬さをつくっているのはリン酸カルシウムである。

Q6
□□□

筋肉には骨格筋と内臓筋と心筋があり、このうち骨格筋と心筋は横紋筋とも呼ばれ随意筋である。

Q7
□□□

犬と猫の肺は、右肺に３葉（前葉前部、前葉後部、後葉）、左肺に４葉（前葉、中葉、後葉、副葉）である。

A2 ×

中枢神経系と末梢神経系は解剖学的な分類である。さらに、末梢神経には、機能的な分類として、体性神経系と自律神経系に分けられる。参 1 巻 P94 ～101

A3 ×

特殊感覚とは感覚受容器が 1 カ所に限定されているものであり、視覚、聴覚、嗅覚、味覚、平衡感覚がある。一般感覚は体性感覚と内臓感覚に分けられ、体性感覚には皮膚感覚と深部感覚がある。参 1 巻 P104

A4 ×

ぶどう膜は、脈絡膜、虹彩、毛様体からなる。強膜は角膜とともに線維膜という。参 1 巻 P106

A5 ○

骨は海綿骨と緻密骨の 2 種類の構造に分かれている。骨の役割として、からだを支える、器官を保護する、運動を支える、血をつくる、カルシウムを蓄えるという 5 つがある。
参 1 巻 P119 ～122

A6 ×

骨格筋と心筋はともに横紋筋であるが､心筋は不随意筋である。また、内臓筋は平滑筋で不随意筋である。参 1 巻 P127

A7 ×

犬と猫とブタは右肺に 4 葉、左肺に 3 葉である。また、ウマは右 3 葉､左 2 葉､ヤギは右 5 葉（4 葉のこともある)､左 3 葉となっている。参 1 巻 P139

Q8
□□□

呼吸を支えている主な筋肉は、横隔膜、外肋間筋、内肋間筋である。

Q9
□□□

鳥類は胸部と腹部を分けるような横隔膜をもたない。

Q10
□□□

犬と猫の唾液腺には、耳下腺、舌下腺、顎下腺がある。

Q11
□□□

喉に食べ物が通ることで自動的に喉頭蓋が気管に蓋をする嚥下反射の中枢は延髄である。

Q12
□□□

大腸粘膜から分泌される分泌液には消化酵素が含まれている。

A8 ○

外肋間筋と横隔膜が収縮し、胸腔の体積を増加させることにより、肺が拡張し空気が入る。また、それらの筋肉が弛緩すると、胸腔の体積が小さくなり空気が吐き出される。強制的に息を吐くときは内肋間筋を収縮させる。参1巻P139、140

A9 ○

鳥は哺乳類のような伸縮する肺や横隔膜を持っていないが、胸部の大半を占める気嚢を伸縮させることによって、肺に空気を送り込んで呼吸をしている。参1巻P144

A10 ×

ヒトには顎下腺があるが、それ以外の動物では下顎腺という名称になっている。犬と猫の唾液腺には、頬骨腺、耳下腺、舌下腺、下顎腺があり、炭水化物を摂取することが少ないため、ヒトの唾液中にあるアミラーゼはもっていない。参1巻P149、154

A11 ○

嚥下反射は延髄を中枢として、食事をしていないときは食道が閉じて気管が開いているが、食べ物を飲み込み嚥下するときは軟口蓋が鼻腔からつながる部分をふさぎ、喉頭蓋が気管に蓋をするようにおおいかぶさる。これにより食べ物と水は鼻に逆流したり気管に入ることなく食道に流れていく。参1巻P155

A12 ×

大腸粘膜からは分泌液が分泌されているが、大腸粘膜から分泌される分泌液には消化酵素が含まれておらず、大腸壁の保護と消化された食べ物の移動を助けている。参1巻P157、158

Q13
□□□

赤血球が老化してくると一部の赤血球は溶血を起こすが、残りの大部分の赤血球は肝臓、腎臓、骨髄にあるマクロファージによって破壊される。

Q14
□□□

血小板は骨髄の巨核細胞がちぎれてできたものである。

Q15
□□□

犬の血液型は ABO 方式で 8 種類に分類することができる。

Q16
□□□

血管のつくりとして、弾性血管、抵抗血管、交換血管、容量血管の 4 つに大きく分けることができる。

Q17
□□□

リンパ管を流れるリンパ液の組成は間質液の組成とは違う組成となっている。

A13 ×

一部の赤血球は溶血を起こし、残りの大部分の赤血球は肝臓、脾臓、骨髄にあるマクロファージによって破壊される。
参 1 巻 P167

A14 ○

血小板は非常に小さく、核をもっておらず、血管が損傷を受けるとその部分に集まって凝集し止血する作用をもつ。
参 1 巻 P167

A15 ×

犬の血液型は DEA 方式で主に 8 種類に分類される。輸血を行うときには事前にクロスマッチ（交差適合）試験を行い、輸血をした際に抗原抗体反応（凝集反応）が起こらないことを確認する。
参 1 巻 P168、169

A16 ○

それぞれの血管はからだの場所によって使い分けられ、その機能にも違いが見られる。弾性血管は心臓に近い太い動脈、抵抗血管は血圧の変化にも関わる細動脈、交換血管は毛細血管、容量血管は静脈の血管のことである。参 1 巻 P172、173

A17 ×

リンパ液の組成は間質液の組成とほぼ同じである。リンパ系の役割は、毛細血管から滲み出た液体を血管に戻す、細菌や異物の侵入を防ぐ、リンパ球を産生する、消化された脂質や脂溶性ビタミンを運ぶなどである。参 1 巻 P178

Q18
□□□

　尿が黄色をしているのは肝臓でできたアンモニアが最終的に代謝されてできる黄色のウロビリンが含まれるからである。

Q19
□□□

　糸球体では輸入細動脈が輸出細動脈よりも太いため、糸球体内の血管の中の圧力が高くなっている。

Q20
□□□

　気道、食道や胃腸などの消化管の粘膜には、免疫グロブリンである IgA 抗体が最も多く含まれる。

Q21
□□□

　抗体は対応する抗原に結合するようになっており、凝集、沈降、中和もしくは溶解の過程を経て抗原が不活化される。

Q22
□□□

　ホルモンは、化学構造の違いによってアミノ酸誘導体、ステロイド、ペプチドに分けられる。

A18　×

尿が黄色をしているのは肝臓でできたビリルビンが最終的に代謝されてできる黄色のウロビリンが含まれるためである。アンモニアはタンパク質の構成成分であるアミノ酸が分解されてできる窒素化合物であり、それが肝臓のオルニチン回路で変換され尿素となる。参 1 巻 P182

A19　○

輸入細動脈と輸出細動脈の太さの違いによって、糸球体内の血管の壁を通して物質が外に濾過されるような仕組みになっている。参 1 巻 P185

A20　○

IgA 抗体は唾液、涙、気管や消化管に多く含まれていて、粘膜からの病原体の侵入を防ぐ働きを持っている。B 細胞が産生する抗体には、IgG、IgM、IgA、IgE、IgD の 5 種類があり免疫グロブリンと呼ばれ、異物を不活化する液性免疫（体液性免疫）を担っている。参 1 巻 P194、195

A21　○

抗体が対応する抗原に結合することを抗原抗体反応といい、凝集、沈降、毒性部位のカバー（中和）、もしくは、細胞の破壊（溶解）の過程を経て抗原が不活化されるようになる。参 1 巻 P195

A22　○

アミノ酸誘導体ホルモンはチロシンやトリプトファンなどのアミノ酸をもとにつくられ、副腎髄質ホルモンや甲状腺ホルモンなどがある。ステロイドホルモンはコレステロールから合成され、性ホルモンや副腎皮質ホルモンなどがある。その他の多くのホルモンは複数のアミノ酸がペプチド結合したペプチドホルモンである。参 1 巻 P198 ～200

Q23
□□□

ホルモンの調節は、常に上位ホルモンが下位ホルモンを調節する。

Q24
□□□

血中のカルシウムイオン濃度を調節するうえでエリスロポエチン、カルシトニン、そして活性型ビタミン D_3 が欠かせない。

Q25
□□□

レニン－アンギオテンシン－アルドステロン系が働くことによって細胞内液量が調節される。

Q26
□□□

インスリンは膵臓のランゲルハンス島にある β 細胞から分泌され、糖、脂質の同化を促進している。

Q27
□□□

血糖値を上昇させるホルモンには、グルカゴン、アドレナリン、糖質コルチコイド、サイロキシン、成長ホルモンがある。

A23 ×

ホルモンの調節は上位ホルモンが下位ホルモンを調節するだけではなく、下位ホルモンの血中濃度も上位ホルモンの分泌を調節することがあり、これをフィードバック調節という。
参 1 巻 P200

A24 ×

副甲状腺ホルモン（PTH、パラソルモンもしくは上皮小体ホルモン）、カルシトニン、活性型ビタミン D_3 によって血中のカルシウム濃度が調節されている。参 1 巻 P202、203

A25 ×

腎臓に流れてくる血液量が減少し血圧が下がるとレニン－アギオテンシン－アルドステロン系の一連の流れが行われ、細胞外液量が調節される。腎臓からレニンが血液中に分泌され、アンギオテンシンⅡによって血管が収縮し血圧を上昇させる。また、アンギオテンシンⅡが副腎皮質に作用しアルドステロンを分泌させ、腎臓の尿細管からナトリウムイオンの再吸収を促進させるとともに浸透圧の関係により水も一緒に再吸収されることで血漿量が増加し、血圧も上昇する。参 1 巻 P203、204

A26 ○

インスリンはグルコースからグリコーゲン、もしくは脂肪への変換を促すことで、血糖値を下げるように働く。参 1 巻 P205

A27 ○

血糖値が低下すると、膵臓のランゲルハンス島α細胞からグルカゴンの分泌、副腎髄質からアドレナリンの分泌、副腎皮質から糖質コルチコイドの分泌、甲状腺からサイロキシンの分泌、下垂体から成長ホルモンの分泌がそれぞれ促進され血糖値を上昇させる。参 1 巻 P205

3 動物繁殖学

Q1
□□□

犬と猫の胎盤の形は盤状胎盤と呼ばれる。

Q2
□□□

猫がもつ副生殖腺は前立腺と尿道球腺である。

Q3
□□□

下垂体後葉から放出されるホルモンを性腺刺激ホルモンと呼ぶ。

Q4
□□□

犬、ウシ、ブタ、ウマなどは自然排卵動物であり、猫、フェレット、ウサギなどは交尾排卵動物である。

Q5
□□□

犬の妊娠診断において、胎子の心拍を確認できるのは交配後42～45日以降である。

A1 ×

犬と猫の胎盤の形は胴回りに帯を巻いたような形状をした帯状胎盤と呼ばれる。霊長類、げっ歯類、ウサギなどは盤状胎盤であり、反芻動物などは多胎盤、ウマやブタなどは散在胎盤と呼ばれている。参1巻P212、213

A2 ○

尿道球腺は前立腺よりも尾側に位置しており、アルカリ性の尿道球腺液（カウパー腺液）を分泌する。犬は前立腺のみをもっており、猫よりも膀胱により近い位置にある。参1巻P215

A3 ×

下垂体後葉から分泌されているのは、子宮の収縮運動を促すオキシトシンと抗利尿ホルモン（ADH、バソプレシン）である。下垂体前葉から放出されるホルモンのうち黄体形成ホルモン、卵胞刺激ホルモン、プロラクチンが繁殖に関わっており、黄体形成ホルモンと卵胞刺激ホルモンを特に性腺刺激ホルモンと呼ぶ。参1巻P216、217

A4 ○

多くの動物がほぼ決まった周期で排卵を迎える自然排卵動物であり、猫などは交尾をした刺激で排卵が起こる交尾排卵動物である。交尾がなかった場合には発情期の後に1～2週間あけて再び発情の周期を繰り返すため多発情動物ともいわれ、繁殖期を通して続く。参1巻P220

A5 ×

超音波による胎子の心拍は交配後32～35日以降から確認ができる。X線検査による妊娠診断は、胎子の骨が石灰化する42～45日以降から確認ができる。参1巻P226

Q6
□□□

犬猫の母親から初乳の抗体を新生子が吸収できる時間は生後36 ～ 48 時間以内とされている。

4 動物行動学

Q1
□□□

動物行動学の「４つの問い」はチャールズ・ダーウィンが提唱した。

Q2
□□□

ジャーマン・シェパード・ドッグはオオカミに近い DNA 配列を持つ犬種として知られている。

Q3
□□□

アセチルコリンは興奮性、抑制性の両作用を持つ神経伝達物質である。

Q4
□□□

護身行動とは個体維持行動の一つで、さまざまな外的刺激に対して直接的に身体の保護や生理的な恒常性を保つための行動をいう。

A6 ×

初乳の抗体を新生子が吸収できる時間は、12 ～ 16 時間以内とされているため、できるかぎり早く初乳を飲ませる必要がある。参 1 巻 P234

A1 ×

「4 つの問い」はニコラス・ティンバーゲンが提唱した。行動学研究の基礎となる行動の適応、進化、機構、発達の 4 つの視点で研究することである。また、チャールズ・ダーウィンは進化論の提唱で有名だが、彼の生物学に関する多くの研究は動物行動学の基礎を築いた。参 2 巻 P2、3

A2 ×

柴犬、秋田犬、チャウ・チャウ、シャー・ペイなどがオオカミに近い犬種として知られている。参 2 巻 P6

A3 ×

興奮性、抑制性の両作用を持つ神経伝達物質はセロトニンである。不安や気分の調節、情動コントロールなどを担う重要な神経伝達物質である。一方、アセチルコリンは興奮性作用のみを持つ神経伝達物質で、記憶や脳機能の活性に関与している。
参 2 巻 P12

A4 ○

具体的には暑熱時のあえぎ呼吸（パンティング）や水浴、ひざしを避けるための移動（庇陰）、有害昆虫の捕捉や追い払い行動などが挙げられる。参 2 巻 P21

Q5
□□□

馴化とは周りの刺激に適合できるようになることで、身体が成長し成獣とほぼ等しくなってくる若年期が最も適期といえる。

Q6
□□□

なじみのある個体同士が一緒にいて心地よい距離を社会距離という。

Q7
□□□

パピークラスの主目的は「お座り」、「伏せ」、「おいで」を教えることである。

Q8
□□□

犬の分離不安の治療法は、主にクロミプラミンの処方である。

Q9
□□□

代替行動分化強化とは、問題になっている行動を起こす刺激を制御し、その行動を起こさせないようにすることである。

A5 ×

「馴化」の適期は、好奇心が強く働き、探索行動も盛んな「社会化期」である。参 2 巻 P25

A6 ○

社会距離は群れをつくる動物種では、これ以上離れると不安を感じる距離でもあり、一定以上離れないようにする行動を社会距離保持行動という。参 2 巻 P35

A7 ×

飼い主と子犬との正しい絆づくり、社会化や馴化の促進、飼い主への正しい飼養方法の伝授が主目的である。参 2 巻 P49、50

A8 ×

外出に対する脱感作と拮抗条件づけによる行動修正法が主な治療法で、クロミプラミンの処方は補助療法である。
参 2 巻 P58、59、70

A9 ×

代替行動分化強化とは、問題行動を起こす刺激に対して別の一つの行動を（決めて）代わりにとるように訓練し、問題行動の発現を減弱させる方法である。参 2 巻 P68

5 動物栄養学

Q1
□□□

アラキドン酸は成犬の必須脂肪酸の一つである。

Q2
□□□

脂溶性のビタミンは、ビタミンA、C、E、Kである。

Q3
□□□

ペットフードの表示に関する公正競争規約施行規則に定められている総合栄養食のライフステージには、「妊娠・授乳期」、「幼犬期・幼猫期／成長期またはグロース」、「成犬期・成猫期／維持期またはメンテナンス」、「高齢期」の4つがある。

Q4
□□□

愛がん動物用飼料の安全性の確保に関する法律（ペットフード安全法）で、ペットフードのパッケージに表示することが義務付けられている項目は、ペットフードの名称、賞味期限、原材料名、原産国名、事業者名および住所である。

Q5
□□□

ボディ・コンディション・スコア（BCS）は、動物の体を触ることとX線撮影によってスコアリングをする。

A1 ×

成犬の必須脂肪酸はリノール酸、α－リノレン酸、γ－リノレン酸で、アラキドン酸は必須脂肪酸ではない。成猫は、成犬の必須脂肪酸に加えてアラキドン酸も必須脂肪酸である。
参 2 巻 P94

A2 ×

脂溶性のビタミンはビタミン A、D、E、K で、水溶性のビタミンはビタミン B 群と C である。参 2 巻 P95

A3 ×

「高齢期」ではなく、「全成長段階またはオールステージ」である。参 2 巻 P147

A4 ○

問題文の通りである。ペットフード公正取引協議会は、ペットフードの表示に関する公正競争規約において、これら 5 項目に加えて、ペットフードの目的、内容量、給与方法、成分を表示することを定めている。参 2 巻 P148、149

A5 ×

BCS は、動物を視ることと触ることでスコアリングをするのが基本である。BCS に熟練したスタッフによる評価と特殊な X 線撮影（二重エネルギー X 線吸収測定法：DEXA 法）によるスコアリングはほぼ一致する。院内の一般的な X 線撮影によって BCS を評価することはしない。参 2 巻 P109 ～111

Q6
□□□

成長期の犬の骨を丈夫に成長させるためには、成長期用の総合栄養食に加えて、カルシウムとビタミンＤのサプリメントは欠かせない。

Q7
□□□

尿路中のシュウ酸カルシウム結石は、食事療法では溶かすことができないが、薬物療法により溶かすことができる。

Q8
□□□

慢性腎臓病（CKD）が進行した犬や猫では、食欲が落ちることが多く、このような場合には、身体に負担をかけないように、給与する食事の量やエネルギー量を要求量以下にまで少なくすることが大切である。

Q9
□□□

経静脈での栄養給与は、経腸での栄養給与に比べ、血液中の各栄養素の量の変動を小さくできる。

6 比較動物学

Q1
□□□

草食動物であるウシ、ヒツジ、ヤギ、ウマは、４つの胃を持つ反芻動物である。

A6　×

成長期用の総合栄養食を給与していれば、基本的にはカルシウムとビタミンDのサプリメントは必要ない。むしろカルシウムとビタミンDの過剰給与は正常な骨の成長の弊害となる可能性がある。参 2巻 P138

A7　×

形成されてしまったシュウ酸カルシウムを体内で溶解させる薬物療法はないため、外科的に摘出する。参 2巻 P119

A8　×

進行した慢性腎臓病（CKD）のような消耗性の疾患では、一般的に要求エネルギー量が増すため、増した要求量の分も給与してあげなければならない。また、リンやタンパク質の制限もCKDの進行を遅らせるために有効である。参 2巻 P132、133

A9　×

経静脈での栄養給与は、直接血液中に栄養素を流すため、血液中の栄養素の量が変動しやすい。したがって、モニタリングを頻繁に行うなどの注意が必要である。参 2巻 P145

A1　×

ウマも草食動物であるが、胃は1つで反芻もしない。草を発酵させ、消化につなげる部位は盲腸・結腸である。
参 2巻 P170、204

Q2
□□□

ウマやヒツジは季節繁殖動物であるが、ウマは春、ヒツジは秋が繁殖季節である。

Q3
□□□

鶏卵は外側から卵殻、卵殻膜、卵白、卵黄からなるが、それぞれ異なる部位で作られる。卵白は肝臓で、卵黄は卵管で作られる。

Q4
□□□

日本において「3R の原則」は生物多様性基本法の中で規定されている。

Q5
□□□

実験における SCAW の苦痛の分類において、筋弛緩薬を使って意識がある動物に対しての手術はカテゴリー D 以下となる。

Q6
□□□

クローズドコロニーとは、兄妹交配または親子交配を 20 世代以上繰り返して確立された系統をいう。

A2 ○

ウマは長日性季節繁殖動物で、日照時間が長くなることによってメラトニンの分泌が低下し、性線が刺激される。それに対し、ヒツジは短日性季節繁殖動物で、日照時間が短くなることによってメラトニンの分泌が増加し、性線が刺激される。

参 2巻 P178、205、209

A3 ×

産卵は脳下垂体と卵巣により調節され、卵は肝臓と卵管で形成される。卵黄成分の 30% は脂質であり、肝臓は脂肪代謝の主たる組織であることから、卵黄は肝臓で作られる。放卵後、卵黄は卵管を通り、その間に卵管膨大部で卵白、卵管狭部で卵殻膜、卵殻腺部で卵殻が形成される。参 2巻 P197

A4 ×

3R とは Replacement（代替）、Reduction（削減）、Refinement（改善）の略である。日本においては、「3R の原則」（1959 年イギリスの研究者ラッセルとバーチ提唱）は動物の愛護及び管理に関する法律の中で規定されている。参 2巻 P219

A5 ×

麻酔を使わずに単に動物を動かなくする筋弛緩薬や麻痺性薬剤を使って意識がある動物に対して手術を行うことはカテゴリー E となる。参 2巻 P223、224

A6 ×

この説明は近交系の説明である。クローズドコロニーとは、5 年以上外部からの遺伝子移入がなく、一定の集団内のみで維持されている系統をいう。参 2巻 P227、228

Q7
□□□

日本全国における鳥獣被害を金額ベースで見た場合、最も被害を出している動物はサルである。

Q8
□□□

現在私たちが直面している生物多様性の危機や生物の絶滅の多くは、大陸部で生じている。

Q9
□□□

外来生物による「捕食」とは、「同じような食物や生息環境に依存する在来生物からそれらを奪い、駆逐してしまうこと」をいう。

Q10
□□□

貴重な動物の種の保存のためには、繁殖が順調なペアにはどんどん増えてもらった方がよい。

Q11
□□□

人工保育は手間が掛かるが、生存率や繁殖率の向上につながるので積極的に行うべきである。

A7 ×

毎年、シカによる被害が最も多く、次いでイノシシが多い。
参 2巻 P249

A8 ×

絶滅は島嶼部が最も多く、次いで大陸部、海洋の順となっている。参 2巻 P253

A9 ×

「同じような食物や生息環境に依存する在来生物からそれらを奪い､駆逐してしまうこと」は「捕食」ではなく､「競合」である。捕食とは「もともとそこに生息していた在来生物を食べてしまうこと」をいう。
参 2巻 P259

A10 ×

飼育できる数は、飼育に必要な面積などのコストから強く制約される。さらに、遺伝的多様性の管理という観点からは、できる限り多くの遺伝子を残すことが重視される。このため、バランスよく繁殖させるために、多産のペアの繁殖を、あえてストップさせることもある。参 2巻 P273、277

A11 ×

知能の高い動物は本能的には子育てができないので、人工保育で育った個体はうまく繁殖に参加できず、人工保育の連鎖につながることもある。このため、動物園では野生動物の人工保育は最後の手段と見なされ、可能な限り人工保育を避ける傾向が強い。
参 2巻 P274

Q12
□□□

動物福祉のためには、できるだけ飼育動物にストレスを掛けないのは鉄則である。

Q13
□□□

柵の代わりにモート（堀）を用いる方式を無柵放養式展示と呼ぶが、動物はモートに気づくので、落ちることは考えにくい。

7 動物看護関連法規

Q1
□□□

愛玩動物看護師法において、「愛玩動物」とは獣医師法第 17 条に規定する飼育動物をいう。

Q2
□□□

動物に対して単独で医療行為を行うことができるのは獣医師と愛玩動物看護師である。

A12 ×

パズルフィーダーは、餌を取りだしにくくする手法なのでストレスを増しているともいえるが、ちょっと背伸びして充実した心理状態が得られることは、環境エンリッチメントにおいてきわめて重要な要素で、ハズバンダリートレーニングにもこのような効果がある。複数の個体や動物種を同居させる社会的エンリッチメントも同様。参 2 巻 P278

A13 ×

モート展示は来園者と動物を柵や檻で隔てずに見られるメリットの反面、新たに来た個体や生まれた個体はモートに落ちるリスクが高い。参 2 巻 P272

A1 ×

獣医師法第 17 条では、飼育動物を牛、馬、めん羊、山羊、豚、犬、猫、うずらその他政令で定めるオウム科全種、カエデチョウ科全種、アトリ科全種）と定められている。しかし、愛玩動物看護師法においては、それらの中から、犬、猫その他政令で定める動物としている。参 2 巻 P287、288

A2 ×

動物に対する医療行為を行うことができるのは獣医師法第 17 条により獣医師であり、愛玩動物看護師単独では獣医療行為を行うことはできない。獣医療行為における愛玩動物看護師の役割は、獣医師の指導のもと補助を行うこととなっている。
参 2 巻 P293、295

Q3
□□□

犬や猫の診療記録は３年以上保存しなければならない。

Q4
□□□

「感染症の予防及び感染症の患者に対する医療に関する法律」において、「感染症」とは一類から五類感染症、新型コロナウイルス等感染症、指定感染症及び新感染症をいう。

Q5
□□□

狂犬病予防法において、狂犬病は犬、猫、あらいぐま、きつね、スカンクが適用範囲とされている。

Q6
□□□

業務上毒薬又は劇薬を取り扱う者は、これを他の物と区別して、貯蔵し、又は陳列し、かぎを施さなければならない。

8 動物愛護・適正飼養関連法規

Q1
□□□

第一種動物取扱業者は、所在地の都道府県知事へ届出をしなければならない届出制となっている。

A3 ○

農林水産省令で定める保存期間は、牛、水牛、しか、めん羊及び山羊の診療簿及び検案簿にあっては 8 年間、その他の動物においては 3 年間となっている。参 2 巻 P295、296

A4 ×

「感染症の予防及び感染症の患者に対する医療に関する法律」において、「感染症」とされているのは、新型コロナウイルス等感染症ではなく、新型インフルエンザ等感染症である。その他はすべて正しい。参 2 巻 P301

A5 ○

登録、ワクチン接種などが義務付けられているのは、これらの動物のうち犬だけである。参 2 巻 P306

A6 ×

毒薬と劇薬は、他の薬品と区別して、貯蔵・陳列をしなければならない。しかし、保管する場所に施錠が必要なのは毒薬であり、劇薬は必要としない。参 2 巻 P313

A1 ×

第一種動物取扱業者は、所在地の都道府県知事の登録を受けなければならない。よって、都道府県知事は登録の拒否および取消しもすることができる。登録は 5 年ごとに更新をしなければならない。参 2 巻 P338、339

Q2
□□□

第一種動物取扱業者は、犬や猫を販売する場合には直接対面販売をしなければならない。

Q3
□□□

第一種動物取扱業者は、事業所全体で 1 名の動物取扱責任者を選任すればよい。

Q4
□□□

犬猫等販売業者は、出生後 56 日を経過しないすべての犬猫について、販売のための引渡し又は展示をしてはならない。

Q5
□□□

道路交通法に規定する政令で定められているのは盲導犬と聴導犬である。

Q6
□□□

身体障害者補助犬法では、飲食店、映画館、遊園地、デパートなどの不特定かつ多数の人が利用する施設において、いかなる状況であっても、身体障害者補助犬の同伴を拒んではならないと規定されている。

A2 ○

第一種動物取扱業者は、犬、猫その他の環境省令で定める動物を販売する場合には、直接対面販売と直接情報提供が義務付けられている。参 2 巻 P340、341

A3 ×

第一種動物取扱業者は、事業所ごとに、研修を受けた動物取扱責任者を置かなければならない。参 2 巻 P341

A4 ×

文化財保護法の規定により天然記念物に指定された 6 種の日本犬（柴犬、紀州犬、四国犬、甲斐犬、北海道犬、秋田犬）については、出生後 49 日を経過した幼犬を販売することが可能である。参 2 巻 P342

A5 ×

道路交通法第 14 条第 1 項および道路交通法施行令第 8 条第 2 項によって定められているのは盲導犬である。
参 2 巻 P352、353

A6 ×

国等が管理する施設、公共交通機関、不特定かつ多数の者が利用する施設において、身体障害者補助犬の同伴を拒んではならない。ただし、やむを得ない理由がある場合は、この限りではない。
参 2 巻 P353、354

2 基礎動物看護学

1 動物看護学概論

Q1
□□□

健康な動物も看護の対象となる。

Q2
□□□

「自立を助ける」ことは、動物看護においては意味がない。

Q3
□□□

ＱＯＬとは「生活の質」を意味する。

Q4
□□□

インフォームド・コンセントは説明と選択を意味する。

Q5
□□□

愛玩動物看護師はインフォームド・コンセントに関わるべきではない。

A1 ○

動物の看護はすべての生活ステージの動物が対象となる。健康な動物に対しても栄養管理や病気の予防について飼い主に啓発指導することも重要である。また、成長期にはしつけや不妊・去勢手術の必要性の指導も行う。参 3 巻 P7

A2 ×

ヘンダーソンが提唱した「人の基本的ニード」14 項目のうち、10 項目は動物看護を実践するための観察項目「アビリティーモデル」とされている。この 10 のニードに対応できるように患者の行動を援助することが動物看護といえる。参 3 巻 P7 ～ 10

A3 ○

QOL は、Quality of Life の略で、「生活の質」と訳される。獣医療においては、5 つの自由に則した福祉の基準に沿った生活環境を与えるようにする。参 3 巻 P11

A4 ○

インフォームド・コンセントは、病状や治療方法について飼い主が獣医師から説明を受け、それに基づき方向性を選択することである。参 3 巻 P16

A5 ×

獣医師と情報を共有し、飼い主の理解を助けることは重要な役割となる。また、看護に関しても飼い主の要望や意見を取り入れて看護計画を立て、説明することで看護過程への飼い主の参加を促す必要がある。参 3 巻 P17

Q6
□□□

セカンドオピニオンは転院を前提として行われる。

Q7
□□□

愛玩動物看護師は、自身の身体的・精神的健康にも配慮する必要がある。

Q8
□□□

「愛玩動物看護者の倫理綱領」は環境省によって定められている。

Q9
□□□

守秘義務は愛玩動物看護師にも求められている。

A6　×

セカンドオピニオンは、結果的に転院することはあっても、基本的には主治医のもとで安心して治療を受けてもらいために実施される。参 3巻 P18

A7　○

動物の看護は、時として愛玩動物看護師自身の体調や都合を犠牲としてしまうこともあり、疲労困憊してしまうこともある。しかし、よい看護を行うためには自身の健康を保持し、モチベーションを維持できる環境を維持することも大切である。参 3巻 P19

A8　×

愛玩動物看護者の倫理綱領は、職能団体である一般社団法人日本動物看護職協会が定めている。専門職としての基本的理念と倫理の規定を明文化した行動規範である。参 3巻 P25

A9　○

動物病院は「個人情報の保護に関する法律」の個人情報取扱業者に該当し、飼い主の住所や家族構成などの個人情報を取り扱う。飼い主との信頼関係、動物病院の社会的信頼のためにも個人情報の取り扱いは慎重に行う必要がある。「愛玩動物看護者の倫理綱領」においても守秘義務の遵守が規定されている。参 3巻 P28

2 動物病理学

Q1
□□□

病理組織学検査で一般的に使われる組織の染色はグラム染色である。

Q2
□□□

細胞死には、細胞が傷害因子によって受動的に死ぬ壊死と、自ら死ぬアポトーシスの 2 つに大きく分けられる。

Q3
□□□

骨折の治癒は、肉芽がつくられたのち類骨ができ、そこにカルシウムが沈着して仮骨の形成とリモデリングという 4 つのプロセスを経て行われる。

Q4
□□□

局所での動脈性血液の増加をうっ血といい、静脈性血液の増加を充血という。

Q5
□□□

血管壁が破綻すると、止血機構が働き始め一次止血と二次止血の 2 つのプロセスをたどることで止血する。

A1 ×

グラム染色ではなくヘマトキシリン・エオジン染色（HE 染色）である。青紫色の塩基性色素で細胞核などを染色するヘマトキシリンと赤～ピンク色の酸性色素で細胞質や赤血球などを染色するエオジンを用いる方法である。参 3 巻 P48

A2 ○

壊死は細胞の内容物が細胞の外に出ることで炎症を起こすが、アポトーシスを起こした細胞は細胞片となって食細胞に貪食される。参 3 巻 P58

A3 ○

骨折の治癒過程は、肉芽がつくられたあと、類骨という線維性の組織がつくられ、そこにカルシウムが沈着して仮骨という不完全な骨ができる。次第に過剰な骨が吸収され、また、新しい骨細胞が増殖し（仮骨のリモデリング）、骨折は治癒していく。
参 3 巻 P66

A4 ×

局所での動脈性血液の増加を充血といい、静脈性血液の増加をうっ血という。参 3 巻 P71、72

A5 ×

止血は、第１ステップで破綻した血管壁が収縮する。第２ステップでは破綻した血管壁のところに血小板が集まり凝集し、これを一次止血という。第３ステップは血中のプロトロンビンがフィブリノーゲンからフィブリンを生成し凝集した血小板を固めて血栓をつくり止血が完了する。参 3 巻 P73

Q6
□□□

炎症の五大主徴とは、発赤、腫脹、冷感、疼痛、機能障害をいう。

Q7
□□□

炎症の初期防御反応で重要な役割を担っているのが好中球である。

Q8
□□□

良性腫瘍は膨張性発育をし、悪性腫瘍は浸潤性発育をする特徴をもつ。

Q9
□□□

Y 染色体は性染色体であるが、生存に関わる遺伝情報もたくさん収められている。

3 動物薬理学

Q1
□□□

麻薬は「麻薬及び向精神薬取締法」によって規制されて、堅固で移動困難な金庫に保管する必要があるとされている。

A6 ×

冷感ではなく熱感である。発赤と熱感は充血に由来し、腫脹は毛細血管の透過性の亢進による水腫と細胞浸潤に由来する。疼痛は水腫と傷害を受けた組織から出てきたケミカルメディエーターに由来すると考えられている。参 3 巻 P79

A7 ○

炎症の初期防御反応には、細菌などの異物を貪食する好中球と寄生虫に対して主に働く好酸球が組織に出てくる。慢性炎症では、マクロファージとリンパ球および形質細胞が組織に出てくる。
参 3 巻 P80、81

A8 ○

良性腫瘍は原発部位で腫瘤として膨張し転移することはない。悪性腫瘍は成長が早く周囲の組織を壊しながら無限の増殖を示す。そして血管やリンパ管に侵入して全身に転移する。
参 3 巻 P86 ～ 89

A9 ×

これは X 染色体の説明である。Y 染色体は主に性の決定に関わる遺伝情報が収められている。参 3 巻 P91、92

A1 ○

麻薬の保管に関しては、「麻薬専用の固定した金庫または、容易に移動できない金庫で保管する」とされている。一方、向精神薬の保管は「医療従事者が実地に盗難の防止に必要な注意をしている場合以外は、かぎをかけた設備内で行うこと」とされている。
参 3 巻 P99

Q2
□□□

鎮静薬であるメデトミジンおよびキシラジンの作用点は中枢神経系の GABA 受容体（塩素イオンチャネル）である。

Q3
□□□

心不全の治療に血管拡張薬が使われることはない。

Q4
□□□

消化性潰瘍治療薬には胃酸分泌抑制薬と粘膜保護薬があるが、両者を比べると胃酸分泌抑制薬の効果がより高い。

Q5
□□□

犬には甲状腺機能亢進症が多く、猫には甲状腺機能低下症が多い。

Q6
□□□

解熱鎮痛薬、抗炎症薬として用いられるアスピリンの作用点はシクロオキシゲナーゼである。

A2　×

メデトミジン、キシラジンは、α_2アドレナリン受容体の作動薬である。中枢神経系において、α_1受容体は興奮作用を示すが、α_2受容体はアドレナリン神経に対して抑制作用を示して鎮静作用をもたらす。一方、ジアゼパム、ミダゾラムなどのベンゾジアゼピン誘導体は中枢神経細胞のベンゾジアゼピン受容体に結合し、GABA の作用を増強することにより、静穏作用や鎮静作用などを示す。参 3 巻 P113

A3　×

心不全には強心薬が用いられるが、血管を拡張させて心臓への負荷を軽減し心臓を保護する（休ませる）目的で血管拡張薬も使われる。参 3 巻 P120

A4　○

胃粘膜への攻撃因子として胃酸の関与が最も大きい。胃酸分泌抑制薬にはヒスタミン H_2 受容体阻害薬（H_2 ブロッカー）とプロトンポンプ阻害薬（PPI）があるが、プロトンポンプ阻害薬が最も強力な胃酸分泌抑制薬である。参 3 巻 P127、128

A5　×

逆であり、犬には甲状腺機能低下症が多く治療薬として甲状腺ホルモン薬（レボチロキシンナトリウムなど）が用いられ、猫には甲状腺機能亢進症が多くホルモン合成抑制剤（チアマゾールなど）が用いられる。参 3 巻 139、140

A6　○

アスピリンをはじめとする NSAID は、アラキドン酸からプロスタグランジンが合成される際に働く酵素であるシクロオキシゲナーゼ（COX）を阻害する。参 3 巻 P147、148

Q7
□□□

フィラリア感染予防に用いられるマクロライド系薬は心臓に寄生する成虫に対して殺虫作用を示す。

Q8
□□□

フルオロキノロン系の抗菌薬の作用点は細菌が持つ DNA ジャイレースである。

Q9
□□□

分子標的薬と呼ばれるイマチニブは犬の肥満細胞腫に用いられる。

Q10
□□□

投薬法に関する略語で「IM」とは静脈内投与（注射）のことである。

4 動物感染症学

Q1
□□□

芽胞をつくる菌はグラム陽性菌に含まれる。

Q2
□□□

ウイルスは人工寒天培地で増殖する。

A7 ×

イベルメクチンなどのマクロライド系薬は、蚊に刺された後に体内移行する幼虫に対して殺虫効果を示す。参 3 巻 P155

A8 ○

フルオロキノロン系薬は、細菌の DNA ジャイレースおよびトポイソメラーゼⅣ阻害によりタンパク質合成を抑制して抗菌作用を示す。優れた抗菌スペクトルをもち、安全性も高い抗菌薬である。参 3 巻 P152

A9 ○

イマチニブは分子標的薬とも呼ばれ、チロシンキナーゼ阻害剤であり正常細胞に対する毒性が低い。特に肥満細胞腫に対して著効を示す。参 3 巻 P161

A10 ×

IM は筋肉内投与の略語である。PO、SC、IM、IV、IP などの投与経路に関する略語、さらに SID、BID、TID、QID などの投与間隔・回数に関する略語を記憶しておくこと。参 3 巻 P169

A1 ○

グラム陽性菌である炭疽菌や破傷風菌が芽胞をつくり、熱、乾燥、消毒薬、放射線に対して抵抗性がある。参 3 巻 P173

A2 ×

ウイルスは細菌と異なり自立増殖できないため、増殖には生きた細胞が必要である。参 3 巻 P175、183

Q3
□□□

　プリオンはウイルスが変異したものである。

Q4
□□□

　感染症の抗体検出による血清診断には急性期と回復期のペア血清が必要である。

Q5
□□□

　犬に繁殖障害を引き起こすブルセラ症は集団発生しない。

Q6
□□□

　皮膚糸状菌症（白癬）の診断にはウッド灯による紫外線検査が用いられる。

Q7
□□□

　狂犬病ウイルスは犬以外の動物には感染しない。

Q8
□□□

　犬アデノウイルスには肝炎を含む全身性症状を引き起こす型と主に呼吸器症状を引き起こす型がある。

Q9
□□□

　猫かぜ（猫の伝染性呼吸器症候群）は主に猫パルボウイルスの感染を原因とする。

A3 ×

プリオンはタンパク質性の病原体でウイルスとは無関係である。参 3 巻 P177

A4 ○

急性期と回復期で 4 倍以上の抗体価の上昇が検出できれば、その病原体による感染があったと診断できる。
参 3 巻 P182、184

A5 ×

集団感染が起こるので、犬の繁殖施設等で問題となる。また、ヒトへの感染がまれに起こるため、感染動物の取り扱いに注意する。参 3 巻 P193

A6 ○

脱毛等が見られる患部に紫外線を当てると菌特異物質と反応し蛍光を発する。参 3 巻 P201

A7 ×

狂犬病ウイルスは、猫などすべての哺乳動物に感染し多くは死亡する。参 3 巻 P205

A8 ○

犬アデノウイルス 1 型は犬伝染性肝炎、犬アデノウイルス 2 型は犬伝染性喉頭気管炎の病原体として知られる。
参 3 巻 P206、207

A9 ×

猫かぜの主要な病原体は猫カリシウイルスと猫ヘルペスウイルス 1 型である。また、猫パルボウイルスは猫汎白血球減少症の病原体である。参 3 巻 P193、200、210、211、213

Q10
□□□

猫伝染性腹膜炎はワクチンで予防できる。

Q11
□□□

フィラリア症を引き起こす犬糸状虫の成虫は右心室から肺動脈にかけて寄生する。

Q12
□□□

消毒用エタノールはパルボウイルスには効果が低い。

5 公衆衛生学

Q1
□□□

症状の有無にかかわらず人と動物の間に起こる感染症を人獣共通感染症という。

Q2
□□□

ワイル病など人のレプトスピラ症は犬になめられることで病原菌に感染する例が最も多い。

A10 ×

猫伝染性腹膜炎を引き起こす猫コロナウイルスに対するワクチンはない。参3巻P212

A11 ○

蚊の吸血により犬に侵入した感染子虫は全身の筋肉内や皮下組織で発育した後に血流に乗り右心室から肺動脈で成虫になる。参3巻P214～216

A12 ○

タンパク質や脂質を壊す消毒用エタノールは、一般細菌やエンベロープをもつウイルス（コロナウイルスやインフルエンザウイルス）を容易に不活化するが、芽胞細菌やエンベロープのないウイルス（パルボウイルス、犬アデノウイルス、猫カリシウイルスなど）を不活化するのは難しい。参3巻P224

A1 ○

人あるいは動物のみで症状が出る場合もある。
参3巻P244、245

A2 ×

主に野生げっ歯類（ドブネズミなど）の尿などで汚染された水や土壌から経皮、経口、創傷感染する。参3巻P258

Q3
□□□

犬回虫や猫回虫の幼虫により引き起こされる人のトキソカラ症は日本で報告がない。

Q4
□□□

狂犬病予防法は飼い犬の登録制やワクチン定期接種の義務などについて定めている。

Q5
□□□

細菌性の食中毒ではサルモネラ菌による発生件数が最も多い。

Q6
□□□

診療で用いた注射器やメスは産業廃棄物として処理しなければならない。

A3 ×

日本に広く分布する。犬・猫回虫の虫卵（成熟卵）が人の口から入り、体内でふ化した幼虫が組織や内臓間を移動しさまざまな病害を起こす（幼虫移行症）ことがある。参3巻P262

A4 ○

狂犬病の国内への侵入防止、蔓延防止、撲滅を目的とする。猫についても法律が定める輸出入検疫の対象であるが、登録制やワクチン接種の義務は犬のみに適用されている。参3巻P263

A5 ×

カンピロバクターによる発生件数が最も多い。参3巻P270

A6 ○

特別管理産業廃棄物（感染性廃棄物）に該当するので事業者自らの責任のもと専門業者に処理を委託する。参3巻P267

3 臨床動物看護学

1 動物内科看護学

Q1
□□□

健康診断は病気の早期発見が目的であるため、若くて体調がよい個体には行う必要がない。

Q2
□□□

診療簿（カルテ）は専門用語にこだわらず、わかりやすい用語を使って書いた方がよい。

Q3
□□□

動物の保定に携わる愛玩動物看護師は採材や処置の間だけでなく、動物をキャリーケースに入れるまで、もしくは診察台から降ろすまで責任をもって動物を管理する。

Q4
□□□

浅表（浅速）呼吸はパンティングといい、深い呼吸が持続的に起こった状態である。

Q5
□□□

毛細血管再充満時間（CRT）の正常値は１～２秒である。

A1 ×

若くて、一見、健康に見える個体であっても潜在的に疾患を持っている場合もある。また、健康診断によって健康なときの検査結果を残しておくことも目的の一つで、その記録が病気になった際により正確な診断の指標となる。参4巻 P2

A2 ×

カルテはスタッフ間の情報共有の手段となるため、誰でも共通の理解ができるように、できるだけ専門用語を使用して記入する。
参4巻 P3

A3 ○

保定とは動物に診療や治療を行う際に動きを抑制し落ち着かせることであるが、その動物をはじめ飼い主や診療従事者の怪我を防ぐことが目的である。したがって、安全な状態になるまで責任を持って行う必要がある。参4巻 P6

A4 ×

パンティングは浅くて速い呼吸が起こった状態である。また、深い呼吸が持続的に現れた状態は過呼吸という。
参4巻 P14 表 2-3

A5 ○

毛細血管再充満時間（CRT）は口腔粘膜を指圧後に粘膜の色が正常に戻るまでの時間である。通常は１～２秒で戻るが、それ以上かかる場合は循環血液量の減少や心拍出量の減少、低体温、ショックなどが疑われる。参4巻 P15

Q6
□□□

採血の際、保定を嫌う個体では、注射器の内筒を強く引いて早く採血を済ませ、ストレスを軽減するように心掛ける。

Q7
□□□

カテーテル法による採尿は最も細菌感染のリスクが低く、細菌培養に適した採尿法である。

Q8
□□□

ブリーダーやペットショップ等で販売される犬や猫はマイクロチップを装着して、環境省のデータベースに登録することが義務付けられている。

Q9
□□□

薬剤の保存法で、室温保存と書かれているものは１～30℃で保存する。

Q10
□□□

２種以上の薬物を投与した際に、それぞれの薬剤を単独で使用した効果の和よりも小さくなる現象を相乗作用という。

A6 ×

採血を早く済ませ、ストレスを軽減するという考え方はよいことだが、注射器の内筒を強く引きすぎると溶血を起こしてしまう可能性がある。溶血が起こると検査結果に影響を及ぼす場合もあるので、保定法や採血部位を工夫して安全かつ確実に採血を済ませるように心掛ける。参4巻P24、25

A7 ×

カテーテル法は包皮あるいは腟と尿道を経由して挿入するため、無菌的に採尿することができない。採尿によって細菌感染を起こさないように細心の注意を払って実施する。なお、細菌培養に最も適した採尿法は膀胱穿刺法である。参4巻P27

A8 ○

令和4年6月1日より施行された『改正動物愛護管理法』により、ブリーダーやペットショップ等で販売される犬や猫に対してマイクロチップの装着・登録が義務化され、購入した飼育者は自分の情報に変更すること（変更登録）が義務付けられている。参4巻P35～37

A9 ○

室温保存の他に、冷所保存は1～15℃、常温保存は15～25℃で管理する（日本薬局方による規定）。参4巻P42表4-4

A10 ×

説明文は拮抗作用のことで、相乗作用は効果の和より大きくなる現象をいう。また、相乗作用と拮抗作用を総称して薬物相互作用という。参4巻P42

Q11
□□□

輸液の目的は主に脱水状態の改善、血液中の電解質の補正、循環血液量の確保などである。

Q12
□□□

輸液ポンプを使用して静脈内輸液を実施中に流量異常の警報が出た場合は、ドロップセンサーの装着異常、輸液チューブの変形、輸液剤の残量不足が起こっていないか確認をする。

Q13
□□□

静脈内輸液は血管内に直接輸液剤を投与するため効果の発現が早い反面、副作用の発現も早くなるため、輸液中の動物の状態を細かく確認する必要がある。

Q14
□□□

輸血の際のクロスマッチ試験で、レシピエントの赤血球に対するドナーの血漿中の同種異系抗体を検査するものを主交差適合試験（メジャー試験）という。

Q15
□□□

猫は過去に輸血を受けた経験がない個体同士であれば、クロスマッチ試験を行わずに輸血を行ってもよい。

A11 ○

輸液は、その他に「血液の酸塩基平衡の補正」、「各種栄養素の補給」の目的もある。参4巻P53

A12 ×

輸液剤が不足（終了）した場合は空液警報が表示される。流量異常の警報は、ドロップセンサーの装着異常、輸液チューブの変形以外に「フリーフローの発生」、「点滴筒が傾いている」、「輸液剤に界面活性剤が含まれている」、「生理食塩水と比重・粘度の異なる輸液剤を使用している」、「点滴ノズルが濡れていて滴粒が大きくなっている」が原因となっている場合もある。参4巻P65

A13 ○

注射法による吸収速度は早い方から静脈内注射→腹腔内注射→筋肉内注射→皮下注射→皮内注射の順である。なお、静脈内輸液中は動物のバイタルサイン（体温、脈拍、呼吸、意識レベル、血圧またはCRT、尿量など）の確認を頻繁に行って、記録を残しておき、わずかな異常でも見つけた際は獣医師に報告し対処する。参4巻P45、63

A14 ×

主交差適合試験はドナーの赤血球に対するレシピエントの血漿中の同種異系抗体を調べる検査である。なお、レシピエントの赤血球に対するドナーの血漿中の同種異系抗体を調べる検査は副交差適合試験（マイナー試験）という。参4巻P70、71

A15 ×

猫は自然発生同種異系抗体を持っていて、初回の輸血でも血液型の不適合によって重篤な拒絶反応を起こす可能性があるため、クロスマッチ試験を行う必要がある。参4巻P70

Q16
□□□

　輸血用の血液を採取する際に用いる抗凝固剤には、ヘパリン・ナトリウムやクエン酸ナトリウム、CPD 液などがある。

Q17
□□□

　心臓における刺激伝導系は洞房結節、房室結節、ヒス束、プルキンエ線維の順に伝わる。

Q18
□□□

　X 線の透過度は空気、脂肪、筋肉、骨の順に高い。

Q19
□□□

　X 線撮影時のポジショニングで右側を下にした横臥位は右側臥位といい、LR という略号で示す。

Q20
□□□

　超音波検査を終えた動物に付着したエコーゼリーは時間が経てば自然に乾燥するため、拭き取らなくてよい。

Q21
□□□

　上部消化管内視鏡検査を実施する際は、おとなしい個体であっても全身麻酔を行う。

A16　○

　輸血時に使用する抗凝固剤は輸血に使用するまでの時間や採血量、採血の難易度を考慮して選択する。抗凝固剤を過剰に使用すると副作用の恐れがあるため、注意して使用する。参4巻P70

A17　○

　洞房結節で発生した電気的興奮が正しく心房を経て房室結節、心室へと伝わり、心電図が規則正しく現れる。これが一定のリズムで繰り返される状態を洞調律という。参4巻P77、78

A18　○

　X線は密度（比重）が低い物質ほど透過度が高くなる。
参4巻P84

A19　×

　右側臥位はRLという略号で示す。また、左側臥位をLL、仰臥位（腹背）をVD、腹臥位（背腹）をDVと表記する。
参4巻P90

A20　×

　検査を終えた動物に付着したエコーゼリーは丁寧に拭き取り、必要があれば洗浄してドライヤーで乾かしておく。参4巻P104

A21　○

　ヒトの場合は局所麻酔下で行っているが、動物の場合は完全な不動化が必要であるため、全身麻酔下で行う。参4巻P107

Q22
□□□

神経学的検査で後肢の脊髄反射には、膝蓋腱反射、前脛骨筋反射、二頭筋反射などがある。

Q23
□□□

シルマーティアテストを実施する際は、検査が終了するまで瞬きをさせないように注意する。

Q24
□□□

皮膚糸状菌検査の際に実施するウッド灯検査は簡便であるが、特異度が低いため被毛等の顕微鏡検査も併用して行うとよい。

2 動物外科看護学

Q1
□□□

幼若動物の場合、4～6時間以上の食事制限は、一般に避けるべきである。

Q2
□□□

滅菌コンテナを適切に保管した場合、滅菌処置の有効期間は6カ月である。

A22 ×

二頭筋反射は前肢の脊髄反射である。なお、後肢の脊髄反射には、その他に腓腹筋反射、引っ込め反射（屈曲反射）等がある。参4巻P113、114

A23 ×

シルマーティアテストを実施する際は、眼瞼を閉じても検査結果に影響はない。参4巻P120、121

A24 ○

ウッド灯検査にて確認後、疑わしい被毛を採取して、皮膚糸状菌の分節分生子や菌糸を鏡検で確認することによって、より正確な診断が可能となる。参4巻P135

A1 ○

絶食時には、肝臓によってグルコースが血中に供給されるが、幼若動物ではその機能が不十分なため、長時間の絶食では低血糖に陥るリスクが高い。参4巻P152

A2 ○

滅菌処置後の有効期間は、包材によって異なる。滅菌コンテナは6カ月、滅菌パックは1～3カ月、織布の二重包装は2週間である。参4巻P154、155

Q3
□□□

麻酔マスクを用いずに、麻酔導入前の酸素化を行うには、動物の鼻先から10cmの位置で、10L / 分、10分間以上を目安に100%酸素を吸わせる。

Q4
□□□

心電図の電極を色素の多い部位に取り付けると、正確な測定ができない。

Q5
□□□

手術前の外科的手洗いにおいて、汚染の原因となる微生物を十分に減少させるには、必ず手指洗浄用の消毒剤とブラシを用いて、念入りに洗浄しなければならない。

Q6
□□□

術中の血圧測定では、一般に観血的方法が用いられる。

Q7
□□□

サイトハウンドは、麻酔の覚醒遅延が生じるリスクが高い。

A3 ×

動物の鼻先から5cmの位置で、5L / 分、5分間以上を目安に100%酸素を吸わせる。参4巻P161

A4 ×

色素によって測定が障害されるのは、パルスオキシメーターである。パルスオキシメーターは、動脈血の色を感知することで酸素飽和度を測定するため、色素が少ない部位にセンサークリップを取り付ける。参4巻P163

A5 ×

ブラシによる過度な洗浄は、皮膚に微細な損傷をもたらし、それらの損傷部に微生物が増殖する危険性がある。そのため、ブラシを使用しない揉み洗い法や、ハンドソープなどによる予備洗浄の後にアルコール擦式製剤を用いてラビングを行う方法（ウォーターレス法）などが増加する傾向にある。いずれの方法も、適切な手指用消毒剤を用いることで、ブラシを用いた洗浄法と同等に、手術部位感染の発生を抑制することができる。参4巻P166

A6 ×

観血的方法とは、血管にカテーテルを挿入して血圧を測る方法で、主に心血管系の手術で用いられる。一般的な手術では、四肢にマンシェット（カフ）を巻いて測定する、非観血的方法（オシロメトリック法）が用いられる。参4巻P169、170

A7 ○

サイトハウンドは、特定の薬物代謝酵素が少ないため、一部の薬剤の代謝が悪く、覚醒遅延が生じるリスクが高い。また、筋肉量や脂肪量が少ないため、低体温などによる覚醒遅延も生じやすい。脂肪組織への再分布が生じにくいため、深麻酔に陥るリスクも高い。参4巻P171

Q8
□□□

意識レベルの確認には、獣医師による神経学的検査を必要とするため、周術期における動物看護記録に、意識レベルは記載しない。

Q9
□□□

自力での摂食が困難な動物に対しては、強制的な食事の給与を強く嫌がったとしても、シリンジなどを用いた経口給与を行わなければならない。

Q10
□□□

手術が適切に行われた場合、手術直後の皮膚の術創にはほとんど細菌が存在しないため、バンデージを施す前に皮膚を消毒する必要性はない。

Q11
□□□

表皮が脱落した創傷部は、湿潤状態に保つことによって、治癒の遅れや強い痛みを避けることができる。

Q12
□□□

アリス鉗子は、結合組織や筋膜などの把持に適している。

A8 ×

意識レベルは、バイタルチェックの重要な項目の一つである。意識レベルの変化は、重大な問題に関係することが少なくない。呼びかけへの反応、頭位や姿勢などをよく観察し、記録しなければならない。参 4 巻 P173

A9 ○

シリンジなどによって食事を直接給与するには、動物の協力が不可欠である。強制的な給与は、動物へのストレスや誤嚥などをもたらすリスクがあるため、必要に応じて栄養チューブの使用を考慮する。参 4 巻 P179

A10 ○

傷口の不要な消毒は、創傷治癒に不可欠な線維芽細胞、上皮細胞、白血球などを死滅させ、かえって治癒を遅らせる原因になるので注意する。参 4 巻 P181

A11 ○

創面から分泌される滲出液は、乾燥や汚染を防ぐほか、組織修復に必要な環境をつくるため、ドレッシングによって湿潤環境を保つことが重要である。参 4 巻 P181、182

A12 ○

アリス鉗子の先端には小さな縦溝があり、組織をしっかりと把持することができる。よく比較対象とされるバブコック鉗子は、粘膜や漿膜組織などの滑りやすい組織を低侵襲的に把持することができる。参 4 巻 P188

Q13
□□□

マルチフィラメント糸は、モノフィラメント糸に比べて、感染が起きにくい。

Q14
□□□

高齢動物の術前検査では、臓器の機能低下や腫瘍疾患が発見されることが多い。

Q15
□□□

肥満した動物や短頭種の犬は、呼吸の状態が悪い場合が多く、麻酔のリスクが高まる。

Q16
□□□

術中の体温低下は、循環障害や麻酔覚醒遅延などを引き起こすため、体温が 2℃以上低下したら、速やかに加温を開始する。

Q17
□□□

意識のない動物に遭遇した場合、必ず心臓の拍動がないことを確認してから、速やかに心肺蘇生（CPR）を開始する。

Q18
□□□

アドレナリン（エピネフリン）は、救命救急時に用いられる代表的な薬剤であり、強力な血管収縮作用と強心作用を持つ。

A13　×

モノフィラメント糸は、表面が滑らかなため、組織への侵襲性が低いのと、細菌や異物などが入り込む繊維の間隙がなく、感染や異物反応が起きにくいのが利点である。マルチフィラメント糸は、滑りにくく、強度が強いのが利点である。参 4 巻 P191

A14　○

高齢動物では、加齢に伴って生じる疾患の発症リスクが上昇する。主要な臓器の機能低下によって麻酔のリスクが上昇するため、術前検査は重要である。参 4 巻 P196

A15　○

肥満個体では、脂肪によって肺などの呼吸器が圧迫され、一回呼吸量が低下する。短頭犬種では、短頭種気道症候群による上部気道の異常が見られる場合がある。参 4 巻 P197

A16　×

術中は、体温が低下してから上昇させせようとするのではなく、麻酔導入直後から保温を開始して、低下しないように努めなければならない。参 4 巻 P204

A17　×

意識や反応がない場合、呼吸停止（胸郭の動きや鼻からの呼気などが見られない状態）が確認されれば、すぐに CPR を開始する。参 4 巻 P212

A18　○

アドレナリン（エピネフリン）は、大半の心肺蘇生時に用いられるカテコールアミンである。参 4 巻 P215

3 動物臨床看護学総論

Q1
□□□

看護過程は一般に 9 つの段階で構成されている。

Q2
□□□

看護計画は動物にとって無理のない目標を設定することが望ましい。

Q3
□□□

動物看護記録では専門用語や略号・記号は使用してはいけない。

Q4
□□□

感染症は人や動物以外に物からも持ち込まれる可能性がある。

Q5
□□□

飼い主とのコミュニケーションでは体の表現も重要である。

A1 ×

看護過程は、一般的には、①アセスメント、②動物看護診断、③動物看護計画、④実践、⑤評価の５段階である。
参 4 巻 P228

A2 ○

動物看護診断で挙げた動物看護上の問題に対し、その問題解決はどうあってほしいか､飼い主の「期待する成果」を定めていく。しかし、飼い主は過分な成果を求める傾向があり、動物の視点に立った無理のない目標設定も重要である。参 4 巻 P232

A3 ×

動物看護記録は、獣医療チーム内の情報共有の目的もある。また、記述は簡潔で明瞭とする必要性もあり、獣医療において共通に認識されている専門用語やカルテの記入に用いられているような略語、記号などは適宜使用するべきである。
参 4 巻 P235

A4 ○

動物病院では、さまざまな種類の動物、飼い主や他の動物病院にも仕事で訪問している業者など多くの人々も来院するため、外部から病原微生物が持ち込まれる機会も多い。動物や人そのものだけではなく、飼い主が支払った現金や預かったバスケットなどにも微生物がいる可能性がある。いたるところに感染源があることを念頭に置き、院内感染予防に努める。参 4 巻 P240

A5 ○

コミュニケーションは言葉だけではなく体の表現、顔の表情、声のトーンや調子などにより行われる。参 4 巻 P242

Q6
□□□

クリティカルパスとは、標準的な診療計画を意味する。

Q7
□□□

若齢動物は一般に健康なことも多く愛玩動物看護師が関与することは少ない。

Q8
□□□

若齢期は社会化期にあたるため、制約を設けずにできるだけ多くの人や動物と接触させる。

Q9
□□□

若齢動物の保定では強く保定しないよう気をつける。

Q10
□□□

近年の国内の飼養犬頭数の半数以上は老齢域の年齢である。

A6 ○

医療現場において、特定の疾病に対して入院から退院までに必要とされる治療や検査、看護、準備などの経過を工程と見立てて計画し組み立てることを指す。クリティカルパスに基づいた診療を行うことで、誰もが迷うことなく当初最適と考えられる対応が画一化できる。これは、質の高い医療を効率的で安全に提供するための方法として有効である。参 4 巻 P249

A7 ×

しつけやトレーニング、日常の手入れやケア、ワクチン接種スケジュールや不妊・去勢手術など飼い主からの相談や伝えるべきことも多いため、愛玩動物看護師が関わることは重要である。参 4 巻 P252

A8 ×

さまざまな人や他の動物と接することは、社会に適応しやすくなるために大変重要な時期である。一方、母親からの移行抗体が弱まり、感染症にかかりやすい時期と重なるため、社会化を進めるうえでも感染症のリスクを減らせるような配慮が必要となる。参 4 巻 P254

A9 ○

観察時には若齢動物は体がやわらかく、華奢なので治療や検査等で保定をする際に、頸、胸部、腹部を圧迫しすぎないよう注意し、必要なことを短時間で行えるようにする。参 4 巻 P255、256

A10 ○

一般社団法人ペットフード協会が行った令和 2 年全国犬猫飼育実態調査によると、7 歳以上の老齢とされる層の犬は 55.6％となっている。参 4 巻 P259

Q11
□□□

高齢動物の介護では動物の QOL と安全を護ることが求められる。

Q12
□□□

犬では老化による代謝的影響によって体脂肪率が減少する。

Q13
□□□

老齢動物の居場所は静かでゆっくり睡眠できる場所とするべきである。

Q14
□□□

動物の死後、虚無感や喪失感から社会とのつながりを断ち孤立し、悲しみで日常生活が送れなくなってしまう飼い主もいる。

Q15
□□□

エンゼルケアとは動物を亡くした飼い主への対応を意味している。

A11 ○

　その動物本来の形態で、日常生活に必要な活動を自分で行えるように援助を行うことが看護であるが、加齢のために日常生活に必要な行動を自分で行うには機能が低下している動物に対しては、愛玩動物看護師はその動物のQOLと安全、健康を護ることが求められてくる。参 4巻 P261

A12 ×

　老化の身体的な影響として体重における体脂肪率が増加する。参 4巻 P262

A13 ×

　老齢動物の居場所は、ゆっくりと邪魔されることなく睡眠をとれる場所であることは必要であるが、家人の生活音や話し声、テレビの音などから隔離されている人気のない場所では刺激が少なく、犬を孤立させてしまい適度な刺激からも遠ざけてしまうので、適度に日常音がある環境が望ましい。参 4巻 P263

A14 ○

　ペットロスという状態では、虚無感や喪失感、孤立感をもって社会とのつながりを断ってしまったり、悲しみにくれて日常生活が送れなくなってしまう。このような状態には、専門知識と経験に基づいた特殊な対応が必要となる。参 4巻 P295

A15 ×

　エンゼルケアとは動物の死後に、遺体を元気だった生前の面影をできる限り残す処置を行うことを示す。動物を亡くした飼い主への対応は、グリーフケアと呼ばれる。参 4巻 P293、296

Q1
□□□

「症状」とは、患者本人が感じる主観的な身体の異常であるが、獣医療では、徴候との明確な使い分けは困難である。

Q2
□□□

痛みは、動物の体を守る防御機能の一つであるため、鎮痛処置は最小限にするべきである。

Q3
□□□

原因疾患が存在せず、症状を伴わない単発の期外収縮は、治療の対象ではない。

Q4
□□□

大腸の組織に、炎症、腫瘍、癒着などの異常があり、通過障害が生じるために引き起こされる便秘を機能性便秘という。

Q5
□□□

血液中のミオグロビン濃度が上昇し、皮膚や粘膜などが黄色くなることを黄疸という。

Q6
□□□

血色素尿とは、尿にヘモグロビンが大量に排泄されたものであり、溶血が生じた場合に見られる。

A1 ○

動物自身が症状を訴えることは困難であるため、飼養者の主訴や、徴候との明確な分類は難しい。参5巻P2

A2 ×

強い痛みは動物に不安、体力の消耗、自律神経の乱れ、回復遅延などを引き起こすため、適切な鎮痛処置を施さなければならない。疼痛管理は、動物福祉の面でも重要である。参5巻P3

A3 ○

健康な動物であっても、期外収縮が見られることがある。心臓病がなく、期外収縮の頻度が低い場合は、正常範囲内の脈のずれとみなし、治療は行わない。参5巻P12

A4 ×

機能性便秘とは、大腸の蠕動運動低下や、直腸の機能低下などによって引き起こされる便秘を指す。大腸の組織に狭窄や憩室などが生じて、便の通過障害や滞留を引き起こすものは、器質性便秘と呼ばれる。参5巻P16

A5 ×

黄疸とは、壊れた赤血球から出たビリルビンが適切に処置されず、血液中のビリルビン濃度が異常に上がることで生じる、皮膚や粘膜の黄染のことである。参5巻P17

A6 ○

血色素尿とは、溶血によって赤血球から出たヘモグロビンが適切に処理されず､尿中に多量に混じったものである。血色素尿は、血尿との鑑別が必要である。参5巻P18、19

Q7
□□□

ネギ類の摂食で生じる溶血性貧血は、再生性貧血である。

Q8
□□□

播種性血管内凝固（播種性血管内凝固症候群、DIC）では、凝固系と線溶系がともに活性化される。

Q9
□□□

動脈管開存症（PDA）は、最もよく見られる先天性心臓疾患であり、通常は、加齢に伴って自然と閉鎖する。

Q10
□□□

ファロー四徴症では、肺動脈狭窄、心室中隔欠損、大動脈騎乗、右心室肥大が見られる。

Q11
□□□

僧帽弁閉鎖不全症が進行すると、右心不全に続いて、全身の水腫（浮腫）が生じる。

A7 ○

再生性貧血とは、赤血球の産生低下を伴わない貧血で、失血や溶血によって赤血球が失われることによって生じる。
参 5 巻 P23

A8 ○

DIC では、凝固反応が亢進し、全身に微小血栓が生じる。進行すると、止血因子の過剰な消費によって、出血傾向をきたす。また、血栓に対する線溶系の亢進が相まって、出血傾向は悪化する。参 5 巻 P26

A9 ×

PDA は、胎生期に存在する動脈管（大動脈と肺動脈を結ぶ管）が出生後も残存する疾患であり、早期の外科手術が推奨される。適切な時期に外科手術が行われず、症状が進行すれば、手術不適応となり得る。無治療の場合、死亡率は高い。参 5 巻 P31

A10 ○

ファロー四徴症では、胎生期に肺動脈と大動脈を隔てる壁がずれた結果、肺動脈狭窄、心室中隔欠損、大動脈騎乗が生じた、先天性の疾患である。右心室の負担が増えるため、右心室が肥大する。参 5 巻 P32

A11 ×

僧帽弁は、左心室と左心房の間に位置する。僧帽弁閉鎖不全症による逆流が重度になると、左心不全に続いて、肺水腫を生じる。
参 5 巻 P33

Q12
□□□

猫ウイルス性鼻気管炎（猫伝染性鼻気管炎、FVR）は、猫コロナウイルスによる上部気道疾患である。

Q13
□□□

短頭種気道症候群（短頭種気道閉塞症候群）は、気管支の閉塞や肺胞の虚脱をきたす疾患で、パグ、ブルドッグ、ペキニーズなどの短頭犬種に多く見られる。

Q14
□□□

肺への空気の出し入れが困難になった場合に見られる呼吸様式で、通常は使われない呼吸補助筋を使って行う呼吸を、努力性呼吸（努力呼吸）という。

Q15
□□□

犬アデノウイルス１型は、犬伝染性気管気管支炎（ケンネルコフ）の主な原因ウイルスの一つである。

Q16
□□□

猫の縦隔腫瘍は、リンパ腫であることが多い。

A12 ×

FVRは、猫ヘルペスウイルスI型の感染による上部気道疾患である。猫カリシウイルスと混合感染することが多い。これらのウイルスは、症状が良化した後も体内に残留することが多い。このように感染が持続している個体をキャリアーという。
参5巻P40、41

A13 ×

短頭種気道症候群では、外鼻孔狭窄、軟口蓋過長、喉頭虚脱、気管の低形成などが生じることで、上部の気道が閉塞される疾患である。参5巻P42

A14 ○

努力性呼吸は、各種の呼吸器疾患や心循環器疾患などによって、自然な呼吸では十分に換気が行えない場合に認められる。一般には、呼吸時に胸部が大きく上下したり、腹部が過剰にへこんだり膨らんだりする。吸気時に鼻翼が膨らむ鼻翼呼吸や、開口呼吸を伴うこともある。参5巻P43

A15 ×

犬アデノウイルス1型は、犬伝染性肝炎を引き起こす病原体として知られている。ケンネルコフは、犬アデノウイルス2型、犬パラインフルエンザウイルス、気管支敗血症菌、マイコプラズマなど多くの病原体によって引き起こされ、混合感染していることも多い。参5巻P46

A16 ○

猫の縦隔腫瘍ではリンパ腫が、犬では胸腺腫が比較的多く認められる。胸腺や縦隔リンパ節に発生したリンパ腫を、縦隔型リンパ腫と呼ぶ。参5巻P47、168

Q17
□□□

肺や気管などから漏れた空気が胸腔内に溜まり、肺が圧迫されることで呼吸障害を来たした状態を、肺気腫という。

Q18
□□□

アンダーバイトとは、骨格性不正咬合の一つで、下顎が上顎よりも突出した状態をいう。

Q19
□□□

歯周病の進行によって口腔と鼻腔の間に形成された瘻管を、口蓋裂と呼ぶ。

Q20
□□□

巨大食道症で見られる吐出は、食道の内容物を吐き出す動きである。動物は吐き出しやすい姿勢を取り、腹筋の収縮を使って内容物を押し出す。

Q21
□□□

胃拡張胃捻転症候群（GDV）では、急激に膨らんだ胃が破裂して、死に至ることが多発する緊急疾患である。

A17 ×

気道や胸壁が傷つき、漏れた空気が胸腔内に溜まると、肺の虚脱が生じる。これを気胸という。肺気腫とは、肺胞が損傷され、中の空気を排出できなくなる疾患である。参5巻P48

A18 ○

骨格性不正咬合とは、顎骨の長さや幅などに異常があって、上下の歯が適切に咬み合わない状態をいう。アンダーバイトは、アンダーショットとも呼ばれる。参5巻P51

A19 ×

歯周病によって生じた口腔と鼻腔の間の瘻管は、口鼻瘻管という。口蓋裂とは、口腔と鼻腔を隔てる口蓋が解放した状態をいう。胎生期に正常に形成されなかったものを先天性口蓋裂と呼ぶ。落下や交通事故、抜歯、腫瘍などによって生じたものは、後天性口蓋裂と呼ぶ。参5巻P52

A20 ×

巨大食道症で見られる吐出では、前兆がないまま突発的に未消化物を吐き出す。嘔吐では、声門の閉鎖や呼吸の一時的な停止などを伴い、腹筋を収縮させて胃内容物を吐き出す。参5巻P54

A21 ×

GDVでは、拡張した胃が主要な血管を圧迫したり、変位した臓器が捻れて虚血が生じたりすることで、急激な循環障害がもたらされる。ショックに陥り、死亡することもある緊急性の非常に高い疾患である。参5巻P54

Q22
□□□

腸閉塞（イレウス）の治療では、安静が最も重要で、時間とともに改善することが多い。

Q23
□□□

門脈体循環シャント（門脈体循環短絡症、PSS）では、アンモニアや胆汁酸の血中濃度が上昇する。

Q24
□□□

膵炎を呈した猫を絶食させると、肝リピドーシスによって死亡することがある。

Q25
□□□

中高齢の猫では、慢性腎臓病（CKD）が多く発生する。初期では、多飲多尿を呈する。病状は時間とともに悪化するため、適切な管理が必要である。

Q26
□□□

国際獣医腎臓病研究グループ（IRIS）による犬猫の慢性腎臓病のステージングでは、BUN の値を基にステージが分けられる。

A22 ×

腸閉塞が生じると、虚血（局所の血流障害）が生じ、組織壊死や敗血症などを引き起こす危険性が高い。ほとんどの場合は、早期の外科手術が必要となる。参 5 巻 P57

A23 ○

PSS の症例では、アンモニアなどの毒物が肝臓で代謝されないまま体循環へ流出する。また、正常であれば腸、肝臓、胆嚢のルートに留まる胆汁酸も、シャント血管を通じて体循環に流出し、血中濃度が上昇する。肝臓の発育が不十分な症例では、低アルブミン血症が生じる。参 5 巻 P59

A24 ○

絶食は、膵液の分泌を抑制する効果があるが、慎重に行わなくてはならない。特に肥満傾向の猫では、絶食によって肝臓に脂肪が蓄積し、肝リピドーシスを発症するリスクが高まる。
参 5 巻 P60

A25 ○

CKD では、尿の濃縮力が低下して、多飲多尿が生じる。失われた腎機能は回復しないため、腎移植などを行わない限り、生涯にわたる管理を要する。参 5 巻 P63、64

A26 ×

主に、CRE（血清クレアチニン値）と、SDMA（対称性ジメチルアルギニンの血清濃度）によって分類される。
参 5 巻 P64、65

Q27
□□□

蛋白漏出性腎症（PLN）は、主に糸球体バリア機構の破綻によって、アルブミンなどのタンパク質が尿中に大量に漏出する疾患である。

Q28
□□□

犬の尿路感染症（UTI）の主な原因菌は、緑膿菌やエンテロバクターである。

Q29
□□□

尿道閉塞症は緊急疾患で、閉塞が確認された場合は、速やかに閉塞を解除するか、膀胱穿刺などの緊急的排尿を行わなければ、生命に関わる。

Q30
□□□

犬のレプトスピラ症は、家畜伝染病予防法の届出対象疾患に指定されている人獣共通感染症で、犬が感染すると腎障害や肝障害を引き起こし、重篤例では死亡することがある。

Q31
□□□

猫の甲状腺機能亢進症は、比較的高齢の個体に多い。

A27

○

腎臓の糸球体には、タンパク質の尿中漏出を防ぐための各種のバリア機構が存在する。糸球体腎炎や糸球体硬化症などによってバリア機能が損なわれると、蛋白漏出性腎症（PLN）が生じる。
参 5 巻 P67

A28

×

犬の尿路感染症（UTI）では、大腸菌またはブドウ球菌（あるいは両方）が、約半数の症例で分離される。緑膿菌やエンテロバクターが分離されることもあるが、上の二者ほど頻度は高くない。
参 5 巻 P67

A29

○

尿道閉塞に対し、適切な処置が行われなければ、腎後性腎不全によって尿毒症が引き起こされる。腎実質への傷害は不可逆的で、腎機能の大半が失われた場合は、やがて致命的となる。
参 5 巻 P70、71

A30

○

レプトスピラ症は、届出対象疾患に指定されている人獣共通感染症である。犬の相当数は、不顕性感染であると考えられるものの、重症例では、腎障害、肝障害、敗血症などを呈し、死に至る危険性がある。参 5 巻 P72

A31

○

猫の甲状腺機能亢進症は、主に甲状腺の腫瘍や過形成が原因で、甲状腺ホルモンの分泌過剰が生じる疾患である。腫瘍や過形成は高齢の個体に生じやすい。参 5 巻 P77

Q32
□□□

上皮小体（副甲状腺）機能亢進症では、バソプレシンの分泌過剰によって、高カルシウム血症が生じる。

Q33
□□□

犬の副腎皮質機能低下症（アジソン症候群）では、元気・食欲低下、嘔吐・下痢、嗜眠など、特徴に乏しい徴候を呈するが、何らかのストレスをきっかけに虚脱やショックを生じることもある。

Q34
□□□

糖尿病を呈した犬は、高確率で緑内障を発症する。

Q35
□□□

潜在精巣は、片側性であっても、繁殖能力は失われる。

Q36
□□□

犬の子宮蓄膿症では、元気・食欲の低下、多飲多尿、腹囲膨満などが見られる。腟からの排膿は、見られる場合と見られない場合がある。

A32 ×

上皮小体（副甲状腺）機能亢進症では、上皮小体ホルモン（パラソルモン）の分泌過剰が生じる。バソプレシンは、下垂体から分泌される抗利尿ホルモンである。参 5 巻 P78

A33 ○

副腎皮質機能低下症（アジソン症候群）は副腎皮質ホルモンの分泌低下による疾患である。症状は非特異的である。普段と違った行動（旅行など）の後で体調が悪化し、突発的な虚脱や意識消失などをきたすことも多い。参 5 巻 P81

A34 ×

犬では、糖尿病性白内障が多く見られる。白内障の発症には、糖代謝の変化が関与するといわれているが、機序には諸説ある。糖尿病性白内障は総じて進行が早いが、血糖値を適切にコントロールすることで、発症や進行を遅らせることができる。
参 5 巻 P79、80

A35 ×

両側性潜在精巣では、繁殖能力が失われるが、片側性の場合は、繁殖能力が維持される。しかし、潜在精巣には遺伝的要因があるため、繁殖には適さない。参 5 巻 P84

A36 ○

膣からの排膿が見られる解放性と、見られない閉鎖性がある。閉鎖性は発見が遅れることが多い。重度に拡張した子宮が破裂すると、腹膜炎を引き起こす緊急疾患である。参 5 巻 P86

Q37
□□□

犬の乳腺腫瘍は、不妊手術を受けていない雌に多く発症し、90%以上が悪性である。

Q38
□□□

犬の重症筋無力症では、巨大食道症による誤嚥性肺炎を生じることがある。

Q39
□□□

膝蓋骨（パテラ）脱臼において、膝蓋骨が常に脱臼した状態で、手で押しても整復できないものは、グレード III に分類される。

Q40
□□□

ドロワーサイン（脛骨の前方引き出し徴候）が見られるのは、前十字靭帯断裂が生じた場合である。

Q41
□□□

股関節形成不全は、大腿骨や腰椎の変形が生じることで、股関節の亜脱臼や脱臼を引き起こす疾患である。

A37 ×

犬では約50%が良性、悪性であっても転移の少ないタイプが約25%、悪性で転移の多いタイプが約25%である。猫では約80～90%が悪性である。参5巻P89

A38 ○

重症筋無力症は、神経筋接合部での伝達が傷害され、筋が正常に収縮しなくなる疾患である。多くの症例では、食道が運動性を失って拡張する。誤嚥性肺炎を防止するためには、立位での食事を与えるなどの工夫が必要である。参5巻P91、92

A39 ×

膝蓋骨（パテラ）脱臼において、膝蓋骨が常に脱臼した状態で、手で押しても整復できないものは、グレードⅣに分類される。グレードⅢでは、膝蓋骨は常に脱臼しているが、用手で一時的に整復することができる。参5巻P96、97

A40 ○

前十字靭帯は、大腿骨と脛骨をつなぐ靭帯で、これが断裂すると、脛骨が前方に滑る動きが制御できない。この様子をドロワーサインという。参5巻P98

A41 ×

股関節形成不全は、大腿骨頭や寛骨臼に変形が生じることで引き起こされる遺伝性の疾患である。参5巻P99

Q42
□□□

離断性骨軟骨症（OCD）は、小型犬に多く発症する遺伝的疾患である。進行すると、疼痛の悪化、可動域の低下などが生じ、やがて変形性関節症をもたらす。

Q43
□□□

骨が、多数の骨片に分かれてしまう骨折を複雑骨折という。

Q44
□□□

膿皮症の初期では、赤色丘疹が見られる。その後、皮疹が拡大し、痂皮を伴った表皮小環が生じる。

Q45
□□□

犬のマラセチア皮膚炎、皮膚糸状菌症、ニキビダニ症（毛包虫症）は、いずれも人に感染し、皮膚病をもたらす恐れがある。

Q46
□□□

犬アトピー性皮膚炎を引き起こす主な物質（アレルゲン）は、ハウスダストマイト（チリダニ［コナヒョウダニ、ヤケヒョウダニ］）である。

A42 ×

離断性骨軟骨症は、大型犬に多く見られる疾患で、骨の成長過程における異常によって、軟骨細胞の壊死が生じる。放置すると、変形性関節症の原因になる。内科的治療で改善する場合もあるが、重症例では、関節鏡を使って、遊離した軟骨片（関節鼠）を除去する手術などが行われる。参5巻P102

A43 ×

多数の骨片が生じる骨折は、粉砕骨折と呼ばれる。複雑骨折とは、骨片が皮膚や筋などの軟部組織を損傷し、骨が露出している開放骨折を指す。ただし、近年では、「複雑骨折」という用語は使用されない傾向にある。参5巻P106

A44 ○

表皮小環は、膿皮症の典型的な皮疹である。痂皮を伴ったリング状の皮疹で、徐々に拡大する傾向が見られる。参5巻P108

A45 ×

皮膚糸状菌症は、人獣共通感染症である。犬に常在するマラセチアは人から分離される種類とは異なる。イヌニキビダニも宿主特異性が高く、通常、人には感染しない。マラセチアやニキビダニは、皮膚の常在微生物であり、健康な個体では、皮膚病を発症しないのが通常である。参5巻P108～113

A46 ○

アトピー性皮膚炎は、皮膚のバリア機能が低下することで、皮膚の乾燥や炎症が生じる疾患である。アトピー性皮膚炎の発症には、免疫反応が関与しており、これを引き起こす代表的な物質がハウスダストマイトである。参5巻P109

Q47
□□□

落葉状天疱瘡とは、細菌感染によって皮膚に膿疱や痂皮が生じる疾患で、強い痒みを引き起こす。

Q48
□□□

外耳炎が進行し、内耳炎が生じると、斜頸（捻転斜頸）や眼振が見られることがある。

Q49
□□□

犬の壊死性髄膜脳炎（NME）や肉芽腫性髄膜脳脊髄炎（GME）などの非感染性脳炎の多くは原因不明であるが、自己免疫の関与が示唆されている。

Q50
□□□

犬のハンセンⅡ型椎間板ヘルニアは、ダックスフンドなどの軟骨異栄養性犬種で特に多く発症する。

Q51
□□□

変性性脊髄症（DM）には、有効な治療法がなく、四肢麻痺、呼吸困難などが生じて、発症から数年後には死に至る。

A47　×

落葉状天疱瘡は、自己の上皮細胞の成分を攻撃することで膿疱や痂皮が生じる自己免疫疾患である。二次感染がなければ痒みは出ないこともあるが、炎症によって全身に痒みがでることもある。
参 5 巻 P113

A48　○

内耳炎によって、平衡感覚をコントロールする前庭神経や三半規管が損傷されると、斜頸、眼振、ふらつきなどが生じる。
参 5 巻 P118

A49　○

NME、GME、壊死性白質脳炎（NLE）などの起源不明髄膜脳脊髄炎（MUO）の原因は解明されていないが、脳脊髄液中にあるタンパク質への自己抗体が認められる、あるいは免疫抑制剤の治療が効果的な場合がある。参 5 巻 P120

A50　×

ハンセンⅠ型は、軟骨異栄養性犬種に急性発症することが多い。ハンセンⅡ型は加齢によって生じるため、さまざまな品種の高齢犬に多く発症し、慢性的な経過を呈する。参 5 巻 P122

A51　○

DM は、ウェルシュ・コーギーやジャーマン・シェパード・ドッグなどに多く見られる神経疾患である。典型的には、後肢のふらつきから始まり、脊髄の病変が頭側に向かって拡大するのに伴って、症状が進行する。参 5 巻 P124

Q52
□□□

白内障は、水晶体や硝子体が白く濁り、光が網膜まで透過しなくなる疾患である。

Q53
□□□

緑内障の検査では、眼圧測定が重要である。

Q54
□□□

進行性網膜萎縮（PRA）は、最終的に失明する疾患で、常染色体劣性遺伝によって発病する。

Q55
□□□

腎性貧血の主な原因には、慢性腎臓病（CKD）の進行に伴って、エリスロポエチンの産生低下が挙げられる。

Q56
□□□

犬のリンパ腫に対する主な治療は、化学療法である。

Q57
□□□

犬がチョコレートを食べると、インスリンが過剰に放出され、重度の低血糖が生じる危険性がある。

A52 ×

白内障で白濁するのは、水晶体である。水晶体の一部が混濁したものを未熟白内障、全体が混濁したものを、成熟（期）白内障という。参 5 巻 P128

A53 ○

緑内障は、視神経が障害され、視野が徐々に欠ける疾患で、一般には眼圧の上昇が認められる。参 5 巻 P129

A54 ○

PRA は、トイ・プードルや、ダックスフンドなど、さまざまな犬種に多く見られる眼疾患である。好発犬種では、繁殖に用いる前に遺伝子検査をすることが推奨される。参 5 巻 P131

A55 ○

エリスロポエチンは、腎臓で産生される増血因子で、骨髄での赤血球産生を促す働きがある。参 5 巻 P140

A56 ○

リンパ腫は、化学療法への反応がよい腫瘍性疾患である。犬では、無治療の場合と比較し、平均およそ 1 年の余命延長が期待できる。参 5 巻 P168

A57 ×

犬や猫がチョコレートを摂取すると、含有されているテオブロミンによって神経症状などが生じる危険性がある。犬や猫がキシリトールを摂取すると、重度の低血糖や肝障害を生じる恐れがある。参 5 巻 P157

Q58
□□□

ショックとは、末梢の循環不全によって、臓器の機能不全が生じる緊急的症候群である。ショックが生じると、血圧の上昇や、呼吸促迫が見られる。

Q59
□□□

腫瘍からの滲出液によって腹水や胸水が貯留することを、がん性悪液質という。

Q60
□□□

頻繁な抗がん剤の投与によって、静脈カテーテルの留置が困難になった場合、ドキソルビシンなどの静脈内注射用の薬剤は、希釈して腹腔内投与するとよい。

5 動物臨床検査学

Q1
□□□

生体検査とは、動物から得られた血液や尿などの成分分析や微生物の有無などの検査を行うことである。

Q2
□□□

血液検査では、採血した血液を EDTA 入り採血管に入れて検査をする。

A58 ×

ショックでは、循環血流量の低下や、アレルギー反応による血管拡張などによって血圧が急激に低下する。適切に治療しなければ、多臓器不全によって死に至る。参 5 巻 P159

A59 ×

がん性悪液質とは、がんによる機能障害、食欲不振、消耗などのために栄養不良に陥り、身体が衰弱した状態をいう。
参 5 巻 P170

A60 ×

抗がん剤の中には、組織への刺激が大きく、血管以外に投与した場合には、重度の壊死を引き起こすものがある。静脈内注射用の抗がん剤を、他のルートから投与してはならない。
参 5 巻 P171

A1 ×

生体検査とは画像検査や内視鏡検査など動物の体を直接調べる検査方法である。動物から得られた血液や尿などの成分分析や微生物の有無などの検査は検体検査という。参 5 巻 P178、179

A2 ○

血液検査とは全血球計算（CBC）を含む総合的な検査のことである。採血した血液は抗凝固剤である EDTA 入りの採血管に入れてから検査を行っていく。参 5 巻 P181

Q3
□□□

ヘマトクリット管で検査できる項目として、ヘマトクリット値、血液に占める赤血球の体積（PCV）、血漿タンパク濃度、血糖値がある。

Q4
□□□

網状赤血球の検査をすることによって肺の酸素化能を判定することができる。

Q5
□□□

血液化学検査において、採血した血液は抗凝固剤としてヘパリンリチウムを使用する。

Q6
□□□

尿の一般検査では、尿の色調、尿の透明度・混濁度、尿タンパク濃度の検査を行う。

Q7
□□□

尿沈渣検査を行い、結晶が検出された場合には必ずその結晶の結石が存在する。

A3 ×

この中で血糖値はヘマトクリット管では検査できない。なお、黄疸指数はヘマトクリット管で検査ができる。参 5 巻 P185

A4 ×

網状赤血球は貧血への反応によって骨髄から放出された幼若な赤血球で、これを測定することによって再生性貧血か非再生性貧血かを判断することができる。参 5 巻 P188

A5 ○

血液化学検査では抗凝固剤としてヘパリンリチウムが使用される。ヘパリンナトリウムという抗凝固剤もあるが、ナトリウムが検査できないため使用されない。血液化学検査に用いられる検体は、血漿もしくは血清を使用する。参 5 巻 P203

A6 ×

尿の一般検査では尿タンパク濃度ではなく、尿比重（USG）を測定する。尿比重の測定は通常、屈折計を使用するが、測定値は溶質の濃度や化学成分、温度、動物種によって左右され、誤った変化を起こすものに糖尿とタンパク尿がある。
参 5 巻 P213、214

A7 ×

結晶の有無と結石の有無に関連性はない。結晶尿であっても必ず結石が存在するわけでなく、また結晶尿ではなくても、結石の存在を除外できるわけでもない。参 5 巻 P218

Q8

□□□ 糞便検査における顕微鏡検査のうち直接法（直接塗抹法、薄層塗抹法）は、寄生虫卵、原虫オーシスト、遊走性細菌の有無を確認し、形態を観察するためだけを目的とする検査である。

Q9

□□□ 針吸引生検（FNA）における吸引には 21G よりも太い注射針と 5mL のディスポーザブルシリンジを使用することが多い。

6 動物医療コミュニケーション

Q1

□□□ 予防医学についての説明は、飼い主の負担にならないよう、質問された場合にのみ答えるとよい。

Q2

□□□ 室内飼育によって愛玩動物との密な触れ合いが増えた昨今、特に高齢者や乳幼児がいる家庭に対し、人獣共通感染症に関する正しい知識を伝えることが重要である。

Q3

□□□ 主に室内で飼育する犬や猫への混合ワクチンの接種は、原則不要である。

A8
×

直接塗抹法の目的は、他にも未消化な筋線維などの食物残渣や被毛や石などの異物の観察も必要である。参 5 巻 P221

A9
×

臨床的に最も頻繁に行われる針吸引生検では、吸引には通常 23G の注射針と 5mL のディスポーザブルシリンジが使われる。21G よりも太い注射針を用いるとかえって血液の混入率が高くなるため、ほとんど用いることはない。参 5 巻 P223

A1
×

ワクチン接種、寄生虫予防などの予防医学は、動物の健康維持に不可欠である。積極的な説明や指導を行って、必要性を理解してもらわなければならない。参 5 巻 P236

A2
○

特に免疫機能が低下した人では、人獣共通感染症が重篤化する恐れがある。誤った情報によって過度に恐れたり、無知による健康被害を生じたりすることがないよう、クライアントエデュケーションを行わなければならない。参 4 巻 P240

A3
×

普段は完全室内飼育をしている動物であっても、不慮の入院やホテルの利用、来客などによって感染の機会が生じる。集団免疫を確立するためにも、ワクチン接種が推奨される。
参 5 巻 P243、244

Q4
□□□

不妊・去勢手術に関するクライアントエデュケーションを行う場合、手術への不安を煽らないように、デメリットは極力伝えないようにすべきである。

Q5
□□□

十分な歯磨きが困難な場合は、歯垢付着防止効果のある療法食やガム、おもちゃなどを勧めてもよい。

Q6
□□□

在宅看護には、通院や入院による動物のストレスを軽減できる、自宅で看取りたい飼い主の要望に応えることができる、などのメリットがある。

A4　×

不妊・去勢手術に関するメリット、デメリットは、いずれも十分に説明し、理解と同意を得なければならない。参 5 巻 P251

A5　○

歯磨きができるようトレーニングを行うことが望ましいが、困難な場合は、安全で一定の効果が期待できる代替策を提案するとよい。参 5 巻 P251

A6　○

在宅看護には、これらのようなメリットがあるが、本来病院で医療スタッフが行う行為を飼い主が代行したり、酸素ケージなどの医療機器を要したりするため、十分な説明と指導が不可欠である。参 5 巻 P252

4 愛護・適正飼養学

1 愛玩動物学

Q1
□□□

国際畜犬連盟（FCI）が公認している犬種は、その生存目的や形態、用途によって 8 グループに分類されている。

Q2
□□□

犬の飼育場所の空調管理では、気温だけでなく湿度にも注意を払う必要がある。

Q3
□□□

犬の口腔内の衛生管理を行う上でキシリトール入りのデンタルガムを与えることは有効である。

Q4
□□□

犬の全身にはエクリン腺が分布しているため、猫に比べて体臭が気になる。

Q5
□□□

イエネコと祖先であるリビアヤマネコは、遺伝子的レベルではほとんど違いがない。

A1　×

国際畜犬連盟（FCI）は、その生存目的や形態・用途によって公認している犬種を10グループに分類している。参6巻P4

A2　○

犬は、唾液が気化するときに熱を奪う働きを利用して体温を下げる効果がある、あえぎ呼吸（パンティング）で体温調節を行う。梅雨時期など湿度が高いと唾液が気化せず体温も下がらないので、熱中症の危険性が高まる。参6巻P9

A3　×

キシリトールは、犬に低血糖や重度の中毒症状を引き起こすことがある。中毒量のキシリトールを摂取すると、30分から1時間以内に、嘔吐、無気力、脱力感、運動失調などの症状が見られる。また、摂取後、数時間から2日以内に急性肝不全を引き起こすこともある。参6巻P11

A4　×

体温調整に関わる汗腺であるエクリン腺は、犬では肉球や鼻先などにしかないが、においのもとになる汗を出すアポクリン腺は全身に分布している。猫はエクリン腺がなく、アポクリン腺が肉球にしかないため、あまり体臭が気にならない。参6巻P12

A5　○

イエネコの家畜化には人の関与がほとんどなく、人が長い年月をかけて家畜化してきた犬は祖先のオオカミと遺伝子レベルでも違いが見られるが、猫とリビアヤマネコは遺伝子レベルの差が見られない。猫の品種改良が積極的に行われ始めたのは19世紀で、犬に比べると歴史が浅い。参6巻P18

Q6
□□□

猫を飼育する室内の空調管理としては、室温のみ気をつければよい。

Q7
□□□

猫の食事の与え方は、1日摂取量を好きなときに回数を決めずに食べられるようにした方がよい。

Q8
□□□

猫は自分で爪とぎをするため、定期的な爪切りは必要ない。

Q9
□□□

ウサギの歯は、切歯（前歯）だけが伸び続け、臼歯（奥歯）は伸び続けない。

Q10
□□□

フェレットの食事はドッグフードでは代用できないが、キャットフードで代用することができる。

A6

×

猫も犬と同様に浅速呼吸（パンティング）で体温調節をするが、犬ほどは見られず、暑いときは日陰や涼しい場所に移動してじっとしていることが多い。そのため、高温多湿の環境では体温調節がしにくいため、特に梅雨時や夏場などは室温のみならず湿度の管理も重要である（温度 15 ～ 28℃、湿度 30 ～ 70％）。

参 6 巻 P21

A7

○

猫に好きなとき好きなだけ食べられるように食事を与えた場合、1 日 9 ～ 16 回に分けて少量の食事を同量ずつ食べる。また、規則正しく時間を決めて食事を与えると、尿中 pH、マグネシウム、リン酸レベルの変動が大きいことも示されている。

参 6 巻 P25

A8

×

人や家具のダメージを避けるために、定期的に爪を切る必要がある。また、猫の爪には人獣共通感染症である猫ひっかき病の原因となるバルトネラ菌が常在しているので、人への感染予防のうえでも定期的な爪切りは重要である。参 6 巻 P26

A9

×

ウサギの歯は、切歯（前歯）だけでなく臼歯（奥歯）も伸び続け、臼歯の過長は流涎の原因になる。牧草を与えることで、前歯でかみ切り臼歯ですりつぶすことによって、不正咬合の予防につながる。参 6 巻 P35

A10

×

フェレットにとって、ドッグフードは低タンパク質、キャットフードは低脂肪かつミネラル過多であり、専用のフェレットフードを与えることが推奨される。参 6 巻 P46

Q11
□□□

モルモットはヒトを含む霊長類と同様にビタミンCを体内で合成することができない。

Q12
□□□

盲導犬の候補犬は、生後2カ月齢まで母犬のそばで兄弟姉妹とともに過ごし、生後3カ月から訓練センターで訓練士と過ごす。

Q13
□□□

警察犬は、犯人の体から剥がれ落ちた皮膚のにおいを嗅ぎ取って追跡する。

2 人と動物の関係学

Q1
□□□

犬は家畜動物の中で最も早く家畜化された動物である。

A11

○

　モルモットはビタミンCを体内で合成することができないため、食物から摂取していかなければ命に関わる。そのため、他の動物用のペレットをモルモットに代用してはならない。
参6巻P53

A12

×

　盲導犬の候補犬は、生後2カ月齢まで母犬のそばで兄弟姉妹とともに過ごし、生後3カ月から1歳齢になるまで、パピーウォーカーと呼ばれるボランティアの家庭で過ごし、人間社会や家庭におけるルールを学ぶ。参6巻P74

A13

○

　犬の能力の中でも最も優れているのは嗅覚である。人の体からは皮膚の細胞が1日5,000万個（1分間に4万個）落屑しており、警察犬は犯人の体から剥がれ落ちた皮膚の細胞のにおいをたどっている。また、6週間前に付けられた人間の指紋をかぎ分けることができる能力も持っている。参6巻P76

A1

○

　犬は家畜化された最初の動物で最も長い間、人と生活をともにしている。現代の犬（イエイヌ）の祖先はオオカミであると考えられている。
　ミトコンドリアDNAの解析から、オオカミと犬の種族が分かれたのは4万～1万5,000年前であることが1つの説として示されていて、4万～1万5,000年前にオオカミから犬が家畜化されたと考えられている。参6巻P85

Q2
□□□

バイオフィリアとは、「人は潜在的に他の生物との結びつきを求める傾向や本能をもっている」という概念である。

Q3
□□□

犬は優れた嗅覚で人間のがんを探知することができる。

Q4
□□□

動物との関わりで、人は元気・やる気の増加、自尊心・達成感など肯定的感情の増加、リラックス効果などの心理的効果が得られる。

Q5
□□□

動物介在療法は、一定の基準を満たす動物を介護施設などの現場に介入させて、人の生活の質を向上させるためのレクリエーションなどの機会を提供する。

A2 ○

アメリカの社会生物学者であるエドワード・ウィルソンは、「人は潜在的に他の生物との結びつきを求める傾向、本能がある」とのバイオフィリア仮説を提唱し、自然保護は人のバイオフィリアの本能に合致していると主張した。参6巻P88

A3 ○

犬は優れた嗅覚によって、人の肺がんや食道がんなど、さまざまながんを探知することができる。がん探知犬の感度は非常に高く、早期がんや高度異形性などの前癌状態にも反応し、その的中率はさまざまな研究によって100%に近いことが実証されている。参6巻P87

A4 ○

動物が人に及ぼす影響としては、生理的効果、心理的効果、社会的効果の3つにまとめられる。このうち、生理的効果と心理的効果は重複する部分があり、人の心身の健康をもたらす。社会的効果は、人間社会における交流や関係性の向上・促進をもたらす。

過去の研究では、血圧や心拍数の低下、副交感神経活性の亢進（リラックス効果）、運動機能（神経・筋肉）のリハビリなどの効果が多数報告されている。参6巻P90

A5 ×

動物介在療法（AAT：Animal Assisted Therapy）とは、医療・教育・福祉の専門家が指導・実施する目的指向型の体系的な治療的介入をいう。

いわゆる「アニマルセラピー」は日本でのみ通用する言葉であり、実施されている内容はほとんどが動物介在活動である。参6巻P91

Q6
□□□

言葉を話さない動物との関わりは、子供たちの非言語コミュニケーション能力を高める。

Q7
□□□

高齢者のみもしくは独居世帯で犬や猫と暮らしている高齢者が、周りとの交流を断ったり、自身の体調が悪くなっても病院にかからなくなったりする例が増えている。

Q8
□□□

ペットロスは、日本特有の問題である。

3 適正飼養指導論

Q1
□□□

近年、家庭で飼育されている犬や猫の合計数は、15 歳未満の子供の数よりも多くなってきている。

A6　○

　言葉を話さない動物との関わりを通して、子供の非言語コミュニケーション能力が高められ、社会性の促進につながることがいくつかの研究で示されている。参 6 巻 P96

A7　○

　高齢者のみもしくは独居世帯では、「依存的愛着」のもと犬や猫と暮らしている高齢者も増えている。これにより、周りとの交流を断ったり、自身の体調が悪くなっても病院にかからなくなったり、介護施設に入らなかったりする例が増えている。
参 6 巻 P98

A8　×

　愛する人を失う悲しみは、世界共通で人に備わった自然な感情である。自分にとって大切な人や物を失うことを喪失といい、失う対象がペットのときはペットロスという。参 6 巻 P102

A1　○

　犬や猫などの愛玩動物は、家庭内で家族の一員としてともに暮らしている。現在、家庭の犬や猫の合計数は、15 歳未満の子供の数よりも多くなってきている。参 6 巻 P108

Q2
□□□

ペットの飼育は人の心身によい影響を与えるといわれているが、科学的な根拠はない。

Q3
□□□

動物の愛護及び管理に関する法律では、災害時の対策も飼い主の責任とされている。

Q4
□□□

動物園は第二種動物取扱業に分類される。

A2 ×

愛玩動物飼養と心血管系の健康状態の関係を検討し、飼育者の方が非飼育者よりも退院1年後の生存率が高かったことを見出したフリードマンらの調査、愛玩動物（犬、猫）の飼い主は、ペットを飼っていない人よりも、1年間の病院への通院回数が少なく、心臓疾患や睡眠困難で治療を受ける人が少ないことを明らかにしたハーディらの調査などがある。参6巻P112

A3 ○

動物の愛護及び管理に関する法律（動物愛護管理法）では、飼い主の責任として、「病気の知識と予防」「迷惑防止」「逸走防止」「終生飼養」「繁殖制限」「身元表示（所有明示）」「災害対策」が規定されている。参6巻P123、215

A4 ×

動物取扱業は、動物愛護管理法によって、営利性のある「第一種動物取扱業」と営利性のない「第二種動物取扱業」とに区分されている。第一種動物取扱業は、販売、保管、貸出し、訓練、展示、競りあっせん、譲受飼養の7業種が該当する。販売業には、ペットショップやブリーダーが含まれ、保管業にはペットホテルやペットサロンも含まれる。譲受飼養業には、老犬ホームや老猫ホームの事業者が分類され、動物園や水族館は展示に分類される。第二種動物取扱業は、譲渡・展示・訓練等のために、飼養施設をもち、一定頭数以上の動物の取扱いをする非営利の事業者が対象となる。公園等で非営利での動物の展示や動物愛護団体の動物保護施設が対象となる。参6巻P126

Q5
□□□

猫は過剰繁殖から多頭飼育問題に発展しやすい。

Q6
□□□

動物愛護週間は９月の上旬に開催されることが法律で定められている。

Q7
□□□

動物愛護管理センターの業務内容は動物の愛護及び管理に関する法律で規定されている。

A5 ○

過剰繁殖問題に関連する動物種としては、犬と猫が主であるが、犬よりも猫の方が深刻化しやすい。猫は季節性多発情、交尾排卵動物であり、繁殖能力も高く、過剰繁殖問題から多頭飼育に発展しやすい。また、犬よりも小型で集合住宅でも飼育しやすいことも理由に挙げられる。参6 巻 P130

A6 ×

動物愛護週間は、動物愛護管理法第 4 条に規定されており、9 月 20 日から同月 26 日までとするとされている。また、国及び地方公共団体は、動物愛護週間には、その趣旨にふさわしい行事が実施されるように努めなければならないとされている。
参第 6 巻 P157

A7 ○

2019 年の動物愛護管理法の改正で動物愛護管理センターの業務として、第 37 条の 2 において以下の 6 つが規定された。
①第一種動物取扱業の登録、第二種動物取扱業の届出並びに第一種動物取扱業及び第二種動物取扱業の監督に関すること。
②動物の飼養又は保管をする者に対する指導、助言、勧告、命令、報告の徴収及び立入検査に関すること。
③特定動物の飼養又は保管の許可及び監督に関すること。
④犬及び猫の引取り、譲渡し等に関すること。
⑤動物の愛護及び管理に関する広報その他の啓発活動を行うこと。
⑥その他動物の愛護及び適正な飼養のために必要な業務を行うこと。
参第 6 巻 P162

Q8
□□□

飼い犬が人を咬んでしまった場合は、当事者同士でよく話し合えばよい。

Q9
□□□

動物取扱責任者の業務は、愛玩動物看護師のみが行うことができる。

A8　×

　咬傷事故が発生した場合には、動物愛護管理等の条例により、届出が必要とされている。飼い犬が人を咬んでしまった場合、すぐに最寄りの保健所に届出（咬傷届）が必要となる。その後、咬んだ犬は、速やかに獣医師による狂犬病鑑定を受ける必要がある。

参 6 巻 P162

A9　×

　動物取扱責任者の選任要件として以下が定められている。

・獣医師免許を取得している者であること。
・愛玩動物看護師免許を取得している者であること。
・実務経験（または飼養経験）があり、かつ、営もうとする動物取扱業の種別に係る知識および技術について 1 年間以上教育する学校その他の教育機関を卒業していること。
・実務経験（または飼養経験）があり、かつ、公平性および専門性をもった団体が行う客観的な試験によって、営もうとする第一種動物取扱業の種別に係る知識および技術を習得していることの証明を得ていること。

※「実務経験」は関連する動物取扱業における“常勤”の経験。
※「1 年以上の飼養経験」は、単なる飼養経験ではなく、半年以上の実務経験と同等と見なされるもの。

参 第 6 巻 P167

4 動物生活環境学

Q1
□□□

子犬の頃の排泄の失敗を防ぐため、夜はクレート（ハウス）の扉を閉めて自由にさせないように行動を制限する。

Q2
□□□

猫を多頭飼育する場合でも、トイレの数は猫の数＋１個を用意することが好ましい。

Q3
□□□

ペットを連れて旅行に行く際はクレートの中で過ごせるようにトレーニング（クレートトレーニング）をしておいた方がよい。

Q4
□□□

ドッグランでは犬の社会性を身に付けることができるため、飼い主は犬の行動に介入せず犬同士が自由に遊べるようにした方がよい。

A1 ×

子犬の時期に排尿を我慢できる時間は、「月齢＋１時間」程度であるため、飼い主の就寝時や外出時などは子犬が自発的に排泄できる環境を与えなければならない。参6巻P171、172

A2 ○

猫はきれい好きな動物であることから、個体によっては一度使用したあと、排泄物が残っているトイレだと使用したがらないこともあるため、少なくとも毎日１回は排泄物をすくい、週に１回は砂をすべて取り換えた方がよい。尿と便を別々にしたがる猫もいるため、トイレの数は猫の数＋１個を用意することが好ましい。参6巻P175

A3 ○

旅行中の移動は長時間になるため、飼い主もペットも安心して移動できるように日頃からクレートなどで安心して過ごせるように慣らし、移動中もクレートの中で過ごせるようにトレーニング（クレートトレーニング）をする。参6巻P183

A4 ×

どんなに社会化された犬でも、相手の犬との組み合わせやそのときの状況によって、けんかなどのトラブルに発展してしまうこともある。そのため、犬の行動や特性、ボディランゲージなどを日頃からよく観察し、ドッグラン利用時でもトラブルに発展する前に飼い主が介入できるように、常に目を離さず見守っていなければならない。参6巻P186

Q5
□□□

動物シェルターは、さまざまな理由から行き場のなくなった動物を一時的に保護し、新しい飼い主に必ず譲渡することを目的とする施設を指す。

Q6
□□□

子犬の社会化トレーニングを行う施設では、円滑な社会化を行うために受け入れ頭数の制限は設けず、なるべく多くの子犬を受け入れた方がよい。

Q7
□□□

動物介在教育は、教科学習の目標（目的）を達成させるために小学校などの授業に参加することを指す。

Q8
□□□

動物の愛護及び管理に関する法律では、ペットの所有者（飼い主）の責任だけが規定されていて、ペットの占有者（一時的にペットを預かるホテル、トリマーなど）の責任については規定されていない。

A5 ×

保護動物の病気や障害、高齢、問題行動といったさまざまな理由から譲渡が困難と思われる場合、終生飼養するケースも存在し、必ずしも譲渡を最終目標とするわけではない。参 6 巻 P191

A6 ×

社会化トレーニングは他個体と触れ合うことも大切な要素の一つとして含まれるが、安全性やストレスの観点からは個体間の距離が十分にとれることも求められる。リードを短くもった状態でも隣接する個体と接触する状況は安全とはいえない。パピークラスなど複数頭が集まる場合、最大参加頭数は床面積に応じて設定する配慮が求められる。参 6 巻 P206

A7 ○

動物介在教育（AAE：Animal Assisted Education）は、目標を持って計画、構築された介入で、教育や関連するサービスの専門家によって監督、実行される。AAE は対象者またはグループに応じた資格（学位）を持った一般教員または特別支援教員、また、教育の専門家の監督の元で動物をハンドリングする人によって運営され、これらの専門家は関係している動物の行動、必要事項、健康、ストレスの兆候や状態について適切な知識を持っていなければならない。参 6 巻 P208

A8 ×

動物の愛護及び管理に関する法律では、ペットの所有者（飼い主）のみならず、ペットの占有者（一時的にペットを預かるホテル、トリマーなど）の責任についても規定されるようになった。両者ともに「病気の知識と予防」「迷惑防止」「逸走防止」「終生飼養」の責任が求められるが、さらに飼育者には「繁殖制限」「身元表示（所有明示）」「災害対策」の責任も求められる。参 6 巻 P215

Q9
□□□

ペット保険の「定率補償型」の補償内容は、支払った治療費の一部を補償するタイプである。

5 ペット関連産業概論

Q1
□□□

会社や団体等に従業員（職員）として就職した際の働き方については、それぞれの会社や団体が定める就業規則をはじめとした組織のルールを守らなければならない。

Q2
□□□

顧客から生じた苦情への対処は、ひたすら謝罪することが望ましい。

Q3
□□□

愛玩動物看護師の資格取得者は、今後、動物取扱責任者を務めることも可能となる。

A9 ○

ペット保険の補償内容は保険会社によってさまざまだが、基本的には「定率補償型」、「定額補償型」が主流となっている。定率補償型は、支払った治療費の一部を補償するタイプで人の健康保険のようなイメージで使用することができる。また、定額補償型は、治療費の金額に関係なく一定の金額が補償されるタイプである。参 6 巻 P223

A1 ○

学校を卒業し、多くの場合は会社や団体等に、従業員（職員）として就職することになるが、従業員の働き方については、就業規則をはじめとする組織のルールを守らなければならない。
参 6 巻 P229

A2 ×

苦情への対処では、問題解決を目指し、謝罪、共感・傾聴、状況把握、説明と提案、感謝とフォロー、情報共有・社内の体制整備のステップで進め、最終的には、これらのプロセスを通じ、顧客との信頼を再構築するところまでが苦情対応の最終目標といえる。参 6 巻 P230

A3 ○

第一種動物取扱業では、事業所ごとに常勤の職員の中から「動物取扱責任者」を専属として選任することが法律で定められているが、愛玩動物看護師の資格取得者は、今後、動物取扱責任者を務めることも可能となる。参 6 巻 P233

Q4
□□□

2020年度の飼育頭数では、犬の飼育頭数が猫の飼育頭数を上回っている。

Q5
□□□

日本国内で一番多く飼育されている猫種はアメリカン・ショートヘアである。

Q6
□□□

飼い主がペット商品を購入するルートとして、この10年で、ドラッグストアと通販（インターネット）での購入が増えている。

Q7
□□□

飼養施設を設置して営利を目的として一定数以上の動物の取扱いを行う場合については、第二種動物取扱業者として、都道府県知事や政令指定都市の長に届け出なければならない。

A4 ×

犬の飼育頭数は2000年代の後半にピークをむかえ、その後、減少に転じている。猫は1,000万頭前後で推移し、大きな変化はないが、2017年に犬と猫の飼育頭数が逆転し、それ以降、猫の頭数が犬の頭数を上回っている。参 6巻 P242

A5 ×

猫の飼育頭数は1,000万頭前後を推移している。猫の場合、この10年で純血種の比率は若干増えたものの、依然として雑種が最も多く70%以上を占めている。参 6巻 P245

A6 ○

これはペットフードに限ったことではなく、ドラッグストアは店舗数が増えたことに加え、食品などの医薬品以外の取扱品目も増え、利用が広がった。ネット販売は、インターネットの普及に加え、宅配システムの進化、携帯端末の普及により巨大モールを中心に利用が広がった。参 6巻 P252

A7 ×

飼養施設を設置して営利を目的として一定数以上の動物の取扱いを行う場合については、第一種動物取扱業者として、都道府県知事や政令指定都市の長に届け出なければならない。また、飼養施設を設置して営利を目的とせず一定数以上の動物の取扱いを行う場合については、第二種動物取扱業者（動物の譲渡し、保管、貸出、訓練、展示を非営利で業として行う者）として、都道府県知事や政令指定都市の長に届け出なければならない。具体的には、動物愛護団体の動物シェルター、公園等での非営利の展示などが該当する。参 6巻 P265

Q8
□□□

動物病院は法人経営が増え、大規模化が進んでいる。

Q9
□□□

動物取扱責任者になるためには、獣医師もしくは愛玩動物看護師の資格を取得するほかに、学校（高校、大学、短期大学、専修学校等で、獣医学、畜産学、動物の看護、動物の生理生態等について教育する学科）を卒業しているか、公平性、専門性のある団体が行った試験により資格等を取得していれば可能である。

A8 ○

2020年12月現在では、10年前の2011年12月時点に比べ、法人経営が全体の29%から41%と7割増加し、獣医師1人の施設が全体の68%から63%に減り、獣医師5人以上の施設が全体の4.6%から7.6%に増え動物病院の大規模化が進んでいる。参 6巻P259

A9 ×

動物取扱責任者になるためには、獣医師もしくは愛玩動物看護師の資格を取得するほかに、学校（高校、大学、短期大学、専修学校等で、獣医学、畜産学、動物の看護、動物の生理生態等について教育する学科）を卒業しているか、公平性、専門性のある団体が行った試験により資格等を取得し、第一種動物取扱業の種別に関わる者で半年以上の常勤での実務経験、もしくは実務経験と同等の1年以上の飼養経験が必要となる。参 6巻P265、266

・作問者等一覧

今木康彦　　（株式会社アニマルアシステッド）
植竹勝治　　（麻布大学獣医学部）
尾﨑　博　　（岡山大理科大学獣医学部）
鹿野正顕　　（株式会社 Animal Life Solutions）
北中　卓　　（VCA Japan 合同会社）
佐藤衆介　　（八ヶ岳中央農業実践大学校）
佐渡友陽一　（帝京科学大学生命環境学部）
島田将喜　　（帝京科学大学生命環境学部）
戸田典子　　（日本獣医生命科学大学大学院特別研究生）
堀本泰介　　（東京大学大学院農学生命科学研究科）
南　博文　　（南動物病院）
南　佳子　　（元酪農学園大学教授）
向野麻紀子　（株式会社ネオベッツ）

［五十音順］

愛玩動物看護師国家試験　直前確認一問一答

2022年12月18日　第1版第1刷発行

編　　集　愛玩動物看護師国家試験対策委員会

発 行 人　金 山 宗 一

発 行 所　株式会社ファームプレス

〒169-0075
東京都新宿区高田馬場2-4-11　KSEビル2F
TEL 03-5292-2723　FAX 03-5292-2726
E-mail: info@pharm-p.com
URL: http://www.pharm-p.com

印 刷 所　泉菊印刷株式会社

Printed in Japan
ISBN978-4-86382-116-3